Rauch
**Naturheilbehandlung
für zu Hause und unterwegs**

Dr. med. Erich Rauch

Naturheilbehandlung
für zu Hause und unterwegs

So helfen Ihnen die 21 besten Heilmethoden bei
Erkältungs-, Infektions- und Kinderkrankheiten

17., überarbeitete Auflage

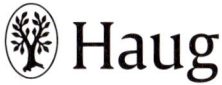

Die Deutsche Bibliothek – CIP-Einheitsaufnahme
Ein Titeldatensatz für diese Publikation ist bei Der Deutschen Bibliothek erhältlich.

© 2002 Karl F. Haug Verlag in MVS Medizinverlage Stuttgart GmbH & Co. KG.,
Postfach 30 05 04, 70445 Stuttgart

Lektorat: Dr. Elvira Weißmann-Orzlowski
Bearbeitung: Susanne Arnold
Umschlagfoto: Corbis
Zeichnungen: Viorel Constantinescu
Umschlaggestaltung: Cyclus · Visuelle Kommunikation, Stuttgart
Satz: IPa, Vaihingen/Enz
Druck und Verarbeitung: Westermann-Druck Zwickau GmbH

ISBN 3-8304-2078-1   1 2 3 4 5

Behandlung häufiger akut-infektiöser Erkrankungsarten

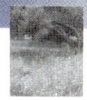

Worum geht es?

Im Grunde geht es jeden an: Erkältungsfolgen, Grippe und andere Infektionskrankheiten greifen von Zeit zu Zeit unabweisbar in das Leben des Menschen ein. Als Erkrankter oder Helfer eines Kranken ist man plötzlich betroffen. Häufig geraten Kinder und Erwachsene sogar in eine Kette von Infektionen, aus der sie nur schwer herauskommen: Kaum ist die Infektion überwunden, folgt schon die nächste.

Bei bestimmten Bedingungen, wie plötzlichen Kältewellen, nasskalter Witterung oder Föhneinbrüchen, verbreiten sich viele Krankheitserreger, besonders Grippeviren, unvorstellbar rasch. Wer sich dann überfordert, übermüdet oder unterkühlt oder durch andere Fehler seine Abwehr schwächt, wird leicht zum Opfer. Über Nacht treten Epidemien auf, jeder Zweite oder Dritte wird befallen, niest, schnäuzt, spuckt und hustet, viele erkranken ernster, und nicht wenige, besonders ältere Menschen, sterben an Komplikationen wie Lungenentzündung oder Herz- und Kreislaufversagen. Schulen, Betriebe, Arbeitsstätten werden mitverseucht und stehen halb leer.

Man wundert sich, dass dies auch heute noch möglich ist, leben wir doch unter besseren hygienischen Verhältnissen denn je. Die medizinische Wissenschaft wertet ständig neue Entdeckungen aus, aber die Zahl der Erkältungs- und Infektionskrankheiten wird nicht geringer. Im Gegenteil! Gerade Infektfälle benötigen heute immer mehr Krankenhausraum für sich, immer mehr medizinisches Personal und immer kompliziertere Fälle Therapien! Allein die vermeintlich so leicht zu kurierenden Grippefälle überfüllen zeitweilig die ärztlichen Wartezimmer, vergrößern die Bettennot in Krankenhäusern und überlasten die Ärzte verschiedener Fachrichtungen. Die enorme Verbreitung dieser Erkrankungen trägt maßgeblich dazu bei, dass:

- der gesamte Medikamentenverbrauch der Bevölkerung von Jahr zu Jahr sprunghaft ansteigt;
- ungezählte Halbkranke unter dauernde Arzneiabhängigkeit geraten;
- eine einzige stärkere Grippewelle ausreichen kann, um der Wirtschaft schwere Verluste beizufügen; und dass
- Sozialversicherungen in Millionendefizite gestürzt werden können.

Zitat

Das große Experiment, das seit Jahrtausenden die Menschheit mit sich selbst anstellt – Medizin genannt – ist noch nicht zu Ende. Christoph Wilhelm Hufeland (1762–1836)

Es erhebt sich die Frage, ob diese unerfreuliche Entwicklung vermeidbar ist und ob ihr entgegengetreten werden kann.

Nach Auffassung der naturheilkundigen Richtung der Heilkunst – und aus dieser Sicht wird diese Schrift behandelt – muss diese Frage bejaht werden. Gibt es doch eine Fülle bewährter, heute vielfach vergessener naturgemäßer Vorbeugungs- und Heilmaßnahmen, die gerade bei Erkältungsfolgen, Grippe und anderen ansteckenden Krankheiten unglaublich rasch und durchgreifend wirken; Heilmaßnahmen, die sich bei richtiger Anwendung manchen „Modetherapien" gegenüber als überlegen erweisen, und Heilmethoden, die in den meisten Fällen günstigere Erfolge erzielen, als allgemein für möglich gehalten wird. Diese natürlichen Verfahren ziehen – im Gegensatz zu manchen modernen Behandlungsarten – keinen Teufelskreis an möglichen unerwünschten Nebenwirkungen und Komplikationen nach sich. Niemand gerät in Arzneiabhängigkeit oder Medikamentensucht, natürliche Behandlungsarten könnten sogar der wirtschaftlichen Überlastung der Krankenkassen erfolgreich entgegentreten, gibt es doch keinen billigeren und sehr oft keine besseren Heilmittel als Fasten, Diät, Licht, Luft und Wasser! Und nicht zuletzt: Zahlreiche gefährliche Verlaufsformen und Komplikationen der Infektionskrankheiten pflegen bei naturgemäßer Behandlung überhaupt nicht aufzutreten. Dies hat schon Professor Brauchle anhand eines Erfahrungsgutes von über 40 000 ausschließlich naturheilkundig behandelter Patient eindeutig festgestellt (1). Aufgrund derart überzeugender Heilerfolge sah auch Brauchle in bestimmten natürlichen Heilverfahren „das klassische Mittel, den akut fieberhaften Krankheiten zu begegnen".

Natürliche Behandlungsmethoden erfordern verständlicherweise genauso die Hilfe des Arztes wie alle anderen Therapien. Der Arzt wird aber häufig nur in jenen Fällen eine natürliche Behandlung anraten können, wo er den Kranken oder seine Angehörigen naturheilkundig gebildet weiß. Dies ist begreiflich, da im Zeitalter der Medikamente die Verordnung natürlicher Heilanwendungen wie bestimmter Bäder usw. – und gar beim akuten Infekt! – häufig zunächst auf Verständnislosigkeit oder Ablehnung von Seiten des Patienten stößt; ist doch der Kranke von heute fast nur mehr an die Heilkraft chemischer

Mittel – und an sonst fast nichts – zu glauben gewöhnt. Außerdem obliegt die Durchführung der natürlichen Maßnahmen zum Teil dem Kranken selbst und muss ihm auch anvertraut werden können. Wenn Priessnitz seinerzeit sagte, dass zur Wasserkur Charakter gehöre, so gilt dies heute für die gesamte natürliche Heilweise! Sie verlangt nämlich die Bereitschaft des Kranken, selbst aktiv an seiner Gesundung mitzuwirken. Überdies erfordert sie die Kenntnis der Methodik, da nur richtige und konsequente Durchführung der Heilmaßnahmen zum Erfolg führt.

Nur wer gewillt ist, an der eigenen Gesundung mitzuwirken, und bereit ist, für richtige und konsequente Durchführung zu sorgen, kann daher mit vollen Auswirkungen der natürlichen Heilmöglichkeiten rechnen: mit Erfolgen, die mit Recht schon oft als „verblüffend" oder „wunderbar" bezeichnet worden sind.

So bleibt es der Einsicht jedes Einzelnen überlassen, zu entscheiden, welcher Behandlungsart er sich anvertraut. Gesundheit lässt sich aber nicht erkaufen! Daher gilt auch heute wie vor zweieinhalb Jahrtausenden noch das Wort des Hippokrates, des „Vaters der Medizin":

„Das Leben ist kurz, die Kunst aber lang. Es genügt nicht, dass wir Ärzte das Erforderliche leisten; der Kranke selbst und seine Umgebung müssen, jeder das Seinige, zur Erreichung der Heilung beitragen." Zu erkennen, wie dies möglich ist, darum geht es.

Zum Verständnis der naturgemäßen Behandlungsweise sind zunächst 3 Grundprinzipien der naturgemäßen Heilkunst kennen zu lernen. Sie lauten:

1. Aktivierung des „inneren Arztes" anstelle bloßer Medikamentenzufuhr;
2. Milieugesundung anstelle bloßer Mikrobenvernichtung; und
3. Stoffwechselentlastung anstelle -belastung

Hinweis

Wer seine Genesung lieber ohne persönliche Mithilfe nur von Arzt und Medikament allein empfangen will, der meide alle natürlichen Heilwege! Sie bringen ihm keinen Erfolg!

Der 1. Grundsatz:

Aktivierung des „inneren Arztes" anstelle bloßer Medikamentenzufuhr

Zitat

Die Natur ist der erste Arzt, der Mensch ist der Zweite.
Paracelsus (1493–1541)

Aus Naturbeobachtung erkannten die Ärzte des Altertums, dass im Organismus ein inneres Heilprinzip vorhanden sein müsse, das für systematische Bekämpfung jeder Erkrankung sorgt. Im Inneren des Erkrankten würde bald Chaos oder eine Art Panik entstehen, könnte nicht eine höhere Ordnungsmacht eingreifen und sinnvolle Gegenmaßnahmen veranlassen. Die Abwehrvorgänge, das Heilbestreben und Heilvermögen des Kranken werden somit von einer übergeordneten Instanz gesteuert, die der größte Arzt des Mittelalters, Paracelsus, einfach und klar als den „inneren Arzt" bezeichnet hat. Die alten Ärzte prägten auch den Lehrsatz: Medicus curat – natura sanat!

Das heißt, der Arzt kuriert, er verordnet die Kurmaßnahmen, aber es heilt die Natur, das ist der „innere Arzt".

Für den Gesundheitsprozess ist demnach der „innere Arzt" die wichtigste Begabung, das höchste innere „Kapital" des Menschen. Wie man aber jede Begabung fördern oder hemmen kann, so kann man auch den „inneren Arzt" in seiner Tätigkeit fördern, hemmen oder sogar völlig lahm legen.

Förderung erzielt man

1. durch positive innere Einstellung zur Heilung. Der Arzt, die Angehörigen und vor allem der Kranke selbst müssen Zuversicht, Glauben und den Willen zur Gesundung stärken, so dass alle inneren Kräfte an der Heilung mitwirken und durch keine Zweifel an der baldigen Genesung behindert werden.

2. Durch therapeutische Maßnahmen, welche die Heilvorgänge der Natur zweckvoll unterstützen. Dabei kommt es im Besonderen auf die aktive Mithilfe des Kranken an: Sämtliche von ihm selbst durchgeführten Heilanwendungen vermitteln neue Heilimpulse, die den Gesundungswillen stärken und dadurch den „inneren Arzt" beleben.

Im Gegensatz dazu hemmen oder lähmen gleichgültiges, passives Verhalten, stumpfes Darniederliegen, apathisches Abwarten oder gar negative Einstellungen, Ängste oder Befürchtungen den Heilvorgang.

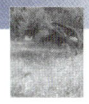

Dem Patienten mit der Einbildung „mir kann niemand mehr helfen" kann tatsächlich kaum geholfen werden, solange er nicht seine Einstellung ändert. Wer wohlig seinen Trübsinn pflegt, seine Leiden hätschelt, seinen Pessimismus verteidigt, der darf sich auch nicht wundern, wenn alle Therapie versagt.

Mit Entdeckung der Sulfonamide, Antibiotika, Kortisone und anderer Wirkstoffe wurden dem Arzt des 20. Jahrhunderts völlig neuartig wirkende Arzneien in die Hand gegeben. Diese revolutionierten durch ihre fast zauberhafte Wirkung die bisherige Heilweise. Viele Jahrtausende alte bewährte Methoden wurden nahezu vergessen, und eine neue Therapieform, eine moderne, so genannte elegante Therapie setzte sich durch. Diese machte vieles bequemer für den Patienten: Vom aktiven Mitarbeiter in der Krankheitsbekämpfung wurde er vielfach zum passiven Beobachter der Wirkung seiner Medikamente. Er selbst brauchte aktiv nichts anderes tun, als Injektionen zu empfangen oder Pulver einzunehmen. Die neuen Medikamente vermochten scheinbar allein, „aus eigener Machtvollkommenheit" alles in Ordnung zu bringen.

Aber nach der Zeit der Triumphe und Begeisterung tritt immer mehr Ernüchterung ein. Auf großen Glanz ist schon viel Elend gefolgt. Zahlreiche Präparate und Dosierungen, die gestern noch verblüffende Effekte hervorgerufen haben, erweisen sich heute bereits als zu schwach. Daher werden auch immer neue, immer eingreifendere Medikamente hergestellt; immer hektischer folgt auf ein Modepräparat schon das nächste, und auch dieses wird schließlich für neue Ernüchterung sorgen (2). Wohl sterben einige Krankheitsformen aus, aber neue Variationen und Komplikationen treten auf, und die Bewältigung mancher Krankheitsprozesse erweist sich als zunehmend schwieriger.

Der Pendelschlag der Entwicklung der medikamentösen Therapie hat zu ihrer Überbewertung, ja mitunter „Vergötzung" geführt. Die Überbewertung des Medikamentes kam auf Kosten der aktiven Mitwirkung des Kranken an seiner Gesundung, also auf Kosten der Aktivierung des inneren Arztes, zustande. Nimmt man ihm nämlich die Möglichkeit zur Mitverantwortung, dann bleiben viele seiner besten Kräfte brach liegen. Er hat nur noch auf die Kunst der Ärzte hoffen und ihnen die alleinige Verantwortung für sein Wohl und Wehe zu-

Wichtig

Der Mensch sollte immer die Mitverantwortung für seinen Gesundheitszustand tragen dürfen.

schieben. In dieser Situation kann eine Therapie aber lange nicht so gut wirken wie dann, wenn man dem inneren Arzt des Patienten die Möglichkeit einräumt, alle verfügbaren geistigen, seelischen und körperlichen Kräfte zur Heilung einzusetzen. Eine Maschine ersetzt nicht die Seele und das Medikament nicht den inneren Arzt. Auch der Kranke des 20. Jahrhunderts kann auf die Aktivierung seines höchsten Gesundheitskapitals nicht verzichten. Daher muss und wird der Pendelschlag der medizinischen Entwicklung auch wieder in die andere Richtung drängen!

Der erste Grundsatz der naturgemäßen Behandlungsweise fordert daher die aktive Aufbietung aller verfügbaren inneren Kräfte des Kranken auf das Ziel seiner Heilung; darüber hinaus müssen dem Patienten geeignete Möglichkeiten – wie natürliche Heilanwendungen – anvertraut werden, damit er auch selbst, durch eigene Bemühung und unter eigener Mitverantwortung aktiv an seinem Gesundungsprozess mitarbeiten kann. Unter solchen Bedingungen wird sich sein innerer Arzt frei und ungehemmt entfalten, seine Wirkung steigern und mit ständig neu belebter Kraft sein Heilungswerk vollbringen.

Der 2. Grundsatz:

Milieugesundung anstelle bloßer Mikrobenvernichtung

Ob Lebewesen gut oder schlecht gedeihen, ob sie sich vermehren oder zugrunde gehen, hängt von den Bedingungen ihres Lebensraumes ab. Diese Bedingungen bezeichnet man als Milieu. Sumpfige Wiesen bieten zum Beispiel Fröschen und Kröten ein gutes Milieu, trockene Wiesen hingegen ein schlechtes. Auch Krankheitserreger hängen vom Zustand ihres Lebensraumes, also vom Zustand ihres Milieus ab. Schon geringe Veränderungen dieses Milieus genügen, um ihre Gefährlichkeit zu steigern, herabzusetzen oder völlig zu beseitigen.

Ganz gesunde Verhältnisse im menschlichen Organismus lassen ein Ansiedeln von Krankheitserregern schwer oder gar nicht zu. Geraten jedoch Blut und Lymphe durch giftige Stoffe, wie beispielsweise vermehrte Stoffwechselrückstände, in eine geschwächte Verfassung,

Zitat

*Le microbe n'est rien –
le terrain c'est tout.
(Die Mikrobe ist nichts –
das Terrain ist alles.)
Claude Bernard
(1813–1878)*

oder verschlacken die Gewebe eines Körpers, dann verändert sich auch ihr Zustand und damit ihr Milieu. Dieses geänderte Milieu bietet Krankheitserregern einen günstigen Nährboden; es schwächt die Abwehrkraft und erzeugt Anfälligkeit gegen Infektionen.

Bricht bei den Kindern einer Schule oder den Angehörigen eines Betriebes eine ansteckende Krankheit aus, dann werden praktisch alle anwesenden Personen angesteckt. Aber es erkrankt nur ein Teil von ihnen; der andere Teil bleibt gesund. Bei den Erkrankten war das körperliche Milieu vor Ausbruch der Infektion meist schon beeinträchtigt, sozusagen „mikrobenfreundlich" geworden, so dass sich Krankheitserreger rasch vermehren konnten. Bei den gesund Gebliebenen fanden die Mikroben jedoch keinen günstigen Nährboden, weshalb sie sich einem anderen Opfer zuwandten. Es ist somit kein Zufall, sondern zustandsbedingt, dass bestimmte Menschen häufig von Infektionen befallen werden und andere nicht. Der große französische Forscher Claude Bernard prägte daher den oben zitierten Satz: „Die Mikrobe ist nichts, das Terrain (Milieu) ist alles." Die modernen Bekämpfungsmittel der Infekte vernichten zahlreiche Krankheitserreger in kurzer Zeit. Dadurch klingen zwar viele akute Prozesse schnell ab; aber solange sich die ganze Behandlung auf die Anwendung solcher Mittel beschränkt, geschieht nichts gegen die eigentliche Krankheitsursache, gegen das mikrobenfreundliche Milieu. Daher folgt so leicht auf den einen Infekt der nächste.

Naturgemäße Heilverfahren schlagen die umgekehrte Behandlungsrichtung ein. Durch Entschlackungs- und Entgiftungsmaßnahmen erstreben sie die Reinigung der Säfte und des Gewebes und damit die Normalisierung des Milieus; durch Ertüchtigungs- und Abhärtungsmaßnahmen steigern sie die Abwehrkraft des Organismus. Die Lebensbedingungen für die Krankheitserreger werden dadurch ungünstig, so dass sie meist rasch den Körper verlassen.

Zur Erläuterung der beiden verschiedenen Behandlungsarten sei noch einmal der Vergleich mit der Tierwelt herangezogen: Die Kröten im Sumpf kann man durch Ausstreuen eines Giftes töten. Diese Bekämpfungsmethode entspricht der medikamentösen antibakteriellen Therapie. Die Kröten sterben aus, der Sumpf bleibt unverändert und kann bald wieder Kröten aufnehmen. Im Gegensatz dazu ent-

Zitat

Eine akute Krankheit ist nicht denkbar, wenn ihr nicht eine Belastung des Körpers mit Fremdstoffen vorausgegangen ist.
Louis Kuhne (1835–1901)

spricht der naturheilkundigen Therapie die Abwässerung und Trockenlegung des Sumpfes. Die Kröten wandern aus oder sterben ab. Die Wiese erblüht neu, Kröten jedoch siedeln sich nicht mehr an.

Der zweite Grundsatz der naturgemäßen Behandlung fordert daher Entgiftung und Entschlackung des Organismus zur Wiederherstellung eines gesunden Milieus mit großer Abwehrkraft.

Der 3. Grundsatz:

Stoffwechselentlastung anstelle -belastung

F. X. Mayrs Erkenntnis

Unsere übliche Ernährungsweise: wir essen zu hastig; wir essen zu oft; wir essen zu viel auf einmal; macht schon den Gesunden krank. Wie sollte der Kranke davon gesund werden?

Die häufigste unnötige Stoffwechselbelastung eines Erkrankten erfolgt schon bei Erkrankungsbeginn. In diesem Zeitraum lässt der Appetit schon nach, muss aber noch nicht ganz geschwunden sein. Viele Menschen nehmen daher weiterhin noch ihre gewohnten Mahlzeiten ein. Nicht wenige Erwachsene bemühen sich sogar, noch „besonders gut" zu essen, in der irrigen Meinung, sich damit zu stärken und so eine beginnende Erkrankung besser überwinden zu können. Noch häufiger werden frisch erkrankte und bereits appetitlos gewordene Kinder gezwungen, ihr sonst übliches Quantum bis auf den letzten Löffel hinunterzuwürgen. Durch jedes eingenommene Essen zu Beginn oder während einer Erkrankung werden aber die Stoffwechselorgane erheblich belastet. Und gerade die Stoffwechselorgane sind es, wie Magen, Darm, Leber, Nieren, die gemeinsam mit der Haut entscheidend den Abwehrkampf bestreiten; sie sorgen für Entgiftung und Ausscheidung der Krankheitsstoffe und sind dadurch bei einem Infekt so überfordert, dass sie jede Nahrungszufuhr, auch die geringste, an der Krankheitsbekämpfung hindert. Als Folge wird das Essen ungenügend verdaut, bleibt zu lange im Magen-Darm-Trakt liegen, zersetzt sich, bildet Gifte; anderenteils kommt die Krankheitsbekämpfung zu kurz, die Erreger vermehren sich unbehindert, verrichten ihr Zerstörungswerk, die Infektion wird schwerer und dauert länger.

Das Warnsymptom der plötzlichen Appetitlosigkeit ist somit als gebieterisches „Halt!" des inneres Arztes gegen jede weitere Nahrungszufuhr aufzufassen. Die einzige richtige Antwort darauf heißt Fasten (Seite 23) oder zumindest nahezu Fasten.

Eine weitere Stoffwechselbelastung kommt durch Zufuhr einiger ganz bestimmter – selbstverständlich aber nicht etwa aller – Medikamente zustande. Oft sind solche Präparate bekanntermaßen schwer verträglich, da sie Magen, Leber, Nieren oder andere Organe belasten. Manche Mittel, die unter anderem Fieber senken oder Schmerzen betäuben, können über das vegetative Nervensystem die entgiftenden Ausscheidungsfunktionen hemmen und dadurch den Stoffwechsel beeinträchtigen. Ein bekannter Praktiker äußert sich über die Anwendung solcher Präparate, in diesem Fall in Zäpfchenform: „Solche Zäpfchen sind bei mir streng verpönt, da man den Darm offen halten muss und nicht mit Zäpfchen verschließen und in der Peristaltik lähmen darf. Allenfalls könnte man homöopathische Zäpfchen geben. Aber die Leute meinen dann gleich, dass das so ähnlich wie bestimmte andere „Fieberzäpfchen" sei, und unversehens hat so ein armer Wurm doch von einer mitleidigen Tante, die noch ein altes „Fieberzäpfchen" liegen hatte, dieses hereingestopft bekommen, ehe ich gerufen bin, und dann ist die Krankheit dadurch bereits zu einem schweren aufsteigenden Prozess geworden, an dem man lange seine Mühe haben kann."(3) (Siehe Kapitel „Das Fieber".)

Auch moderne Bakterienbekämpfungsmittel können sich stoffwechselbelastend auswirken. Sie greifen plötzlich Millionen Krankheitserreger an und erzeugen eine sintflutartige Überschwemmung der Körpersäfte mit toten, halb toten und noch lebendigen Mikroben. Diese kämpfenden, fallenden, sterbenden Krankheitserreger, ihre Leichenteile und Zersetzungsprodukte verursachen einen hohen Giftspiegel im Blut, wodurch die Entgiftungs- und Ausscheidungsorgane einen lawinenartig anschwellenden Ansturm von Mikroben, Arzneistoffen und Giften zu bewältigen haben. Gelingt es ihnen nicht, diesen Arbeitsanfall rasch zu erledigen, dann steigt die ohnehin schon extreme Stoffwechselbelastung zunächst noch an, was nicht immer spurlos am Kranken vorübergehen kann. Auch wenn die akuten Symptome bald darauf abgeklungen sind, kann man in solchen Fällen nicht selten eine durch Wochen oder Monate andauernde mühevolle Rückgewinnung einer einigermaßen befriedigenden Gesundheitskraft beobachten.

Ohne Zweifel ist der Einsatz solcher besonders eingreifenden und mitunter auch lebensrettenden Präparate keineswegs immer zu um-

Hinweis

Der Einsatz moderner Bakterienbekämpfungsmittel ist nicht immer zu umgehen.

gehen. Aber vom Standpunkt der natürlichen Heilweise sollte ihre Anwendung immer mit naturgemäßen Entgiftungs- und Ableitungsmethoden kombiniert werden, weil dadurch:

1. raschere und gründlichere Ausscheidung der Gift- und Medikamentenstoffe erfolgt;
2. Komplikationen viel eher vermieden werden;
3. kleinere Dosen oder kürzere Anwendungszeiten ausreichen; und
4. langwierigem Halb-Kranksein nach Niederzwingen des Prozesses sicherer vorgebeugt wird.

Es erhält somit jeder Kranke, der solche Medikamente einzunehmen hat, eine zusätzliche Hilfe, wenn er gleichzeitig Ableitungsverfahren durchführt (siehe später).

Der dritte Grundsatz der naturgemäßen Behandlung fordert daher Ausschaltung jeder nicht unbedingt erforderlichen Stoffwechselbelastung des Kranken. Dies geschieht durch Fasten, durch Meiden belastender Medikamente oder, wenn letzteres nicht möglich ist, durch gleichzeitige Anwendung natürlicher Entgiftungsmaßnahmen.

Wie die Natur heilt

Bei jeder ansteckenden Krankheit mobilisiert der „innere Arzt" die Verteidigungsvorrichtungen des Körpers. Er setzt die Abwehrzellen des Blutes, der Lymphe und des Bindegewebes ein, aktiviert die nervlichen und drüsigen Abwehrsysteme und bringt die Entgiftungsorgane in Höchsteinsatz. Alles im Körper drängt danach, die Krankheitserreger zu bekämpfen, sie unschädlich zu machen und über alle möglichen Schleusen auszuscheiden. Die Ausscheidung der Krankheitsstoffe ist dem „inneren Arzt" aber auch ein willkommener Anlass für den Versuch, den Organismus zusätzlich von alten Schlackenstoffen zu befreien. Mit Recht betonten daher die großen Naturheiler, dass die Krankheit einen Versuch der Natur darstelle, alle schädlichen Stoffe aus dem Körper zu entfernen.

Die Erkrankung ist somit nicht nur ein Abwehrkampf gegen Mikroben; sie ist gleichzeitig eine Bemühung des Körpers, sich im Inneren grundsätzlich zu reinigen und im gesamten Organismus Ordnung zu schaffen. Wird diese Bemühung im Sinne des „inneren Arz-

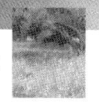

tes" therapeutisch unterstützt, dann wandelt sich die Not der Erkrankung bald in die Tugend der Entschlackung um: Der Patient verliert nicht nur sein Leiden, sondern gewinnt auch einen besseren Gesundheitszustand, als er ihn vorher hatte. Wird die Erkrankung hingegen nur medikamentös niedergezwungen, kann diese Reinigung zum Nachteil des Betroffenen nicht stattfinden.

Die Ausstoßung der Krankheitsstoffe aus dem Körper vollzieht der „innere Arzt" über die Ausscheidungswege. Für diesen Zweck veranlasst er zum Beispiel: Schnupfen, Niesen, Husten, Spucken, Auswürfe, Tränenflüsse, Schweißausbrüche, Erbrechen, Durchfälle, Harnflut, Ausflüsse, Schleimausscheidungen im Bereich aller Schleimhäute und Exsudate. Kommen diese Reinigungsmaßnahmen nicht in vollen

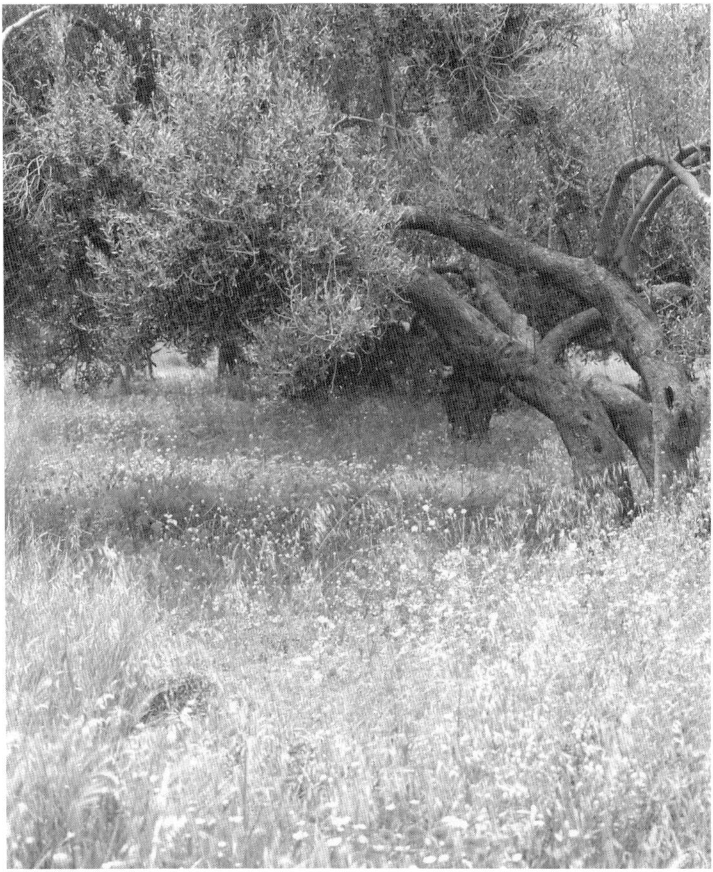

Schwung oder reichen sie zur Krankheitsbeseitigung nicht aus, dann hilft sich die Natur noch durch das Fieber. Dieses bezweckt das Verbrennen und Vernichten von krankheitserzeugenden Mikroben und Fremdstoffen. Da meinte schon Paracelsus, wenn er kurzerhand erklärte: „Alle Fieber entstehen durch Schlacken."

Auch Ausschläge wie die von Feuchtblättern, Masern oder Scharlach sind sinnvolle Ausscheidungsvorgänge; durch sie gelangen Giftstoffe aus dem Körperinneren an die Peripherie, an die Haut, von wo sie dann nach außen abgestoßen werden.

Entgiftung des Körpers und somit Heilung wird umso rascher erzielt, je besser es gelingt, die Kampfmaßnahmen der Natur sinnvoll zu unterstützen und in vollen Fluss zu bringen. Sind jedoch schon überstarke Reaktionen gegen die Krankheitsgifte aufgetreten, wie mehrfaches Erbrechen, allzu häufige Durchfälle, quälender Husten oder hohes Fieber, so müssen die Krankheitsstoffe energisch über andere Wege umgeleitet, abgeleitet und ausgeschwemmt werden, so dass sich die starken Reaktionen erübrigen und bald Heilung eintreten kann.

Allgemeine Behandlungsrichtlinien

Verschiedene Erkrankungsarten bevorzugen zur Heilung unterschiedliche Ausleitungswege. Sicher werden die meisten Infektkrankheiten durch Fasten und Ableiten über den Darm außerordentlich entlastet; und sicher reichen diese Maßnahmen bei einem Teil aller infektiösen Erkrankungsformen aus, um baldige Heilung zu erzielen. Aber ebenso sicher benötigen alle übrigen Fälle außerdem noch zusätzliche Ableitungen, wie über die Haut und über die Nieren. Bei Auswahl der Entgiftungsmethoden ist die persönliche Ausscheidungsfähigkeit eines Kranken mit zu berücksichtigen. Dem Schwitzfähigen wird man immer auch schweißtreibende Anwendungen verordnen, dem Darmverstopften wiederholte darmreinigende Hilfen von oben und unten und dem Nierenschwachen nierenanregende Maßnahmen (zum Beispiel Rumpffreibebäder). Diese Dinge sind an sich so einfach und klar, dass man sich nur wundern kann, wenn die sich wie selbstverständlich anbietenden therapeutischen Erfordernisse noch nicht allgemein genützt werden. Selbst verstandesbegabte Menschen verstoßen krass dagegen: Alltäglich sind Fieberkranke an-

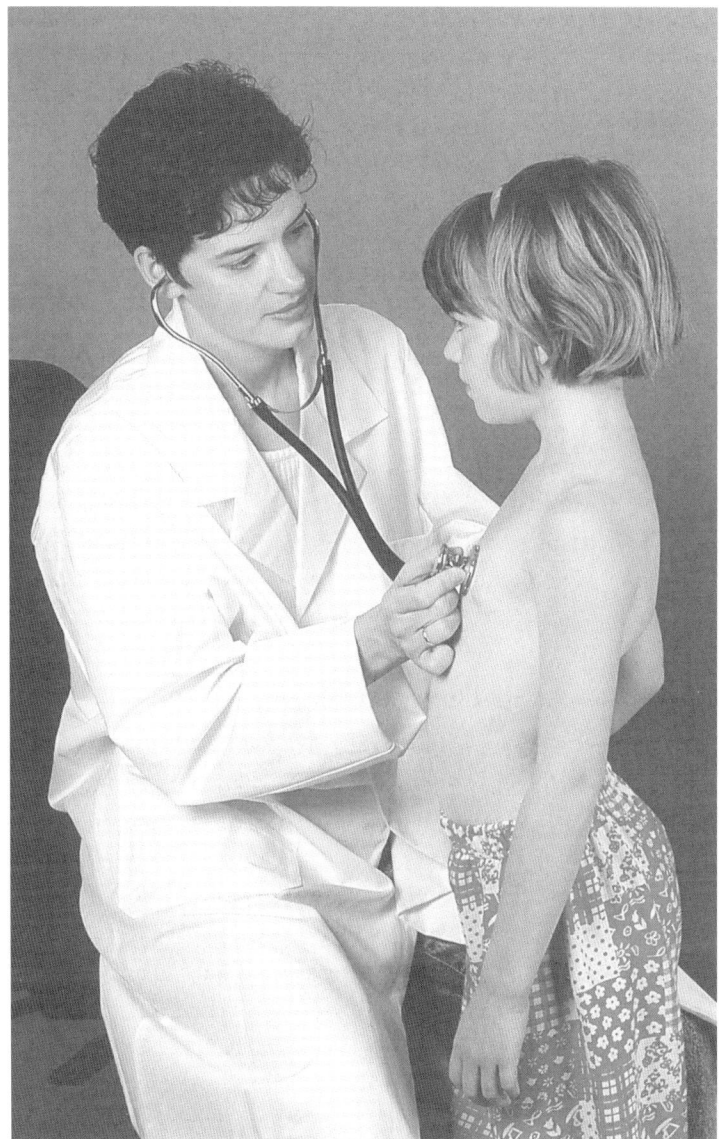

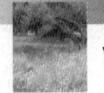

zutreffen, die schon tagelang verstopft sind, ohne etwas dagegen zu unternehmen; oder Patienten mit Schweißausbrüchen, die keine Schwitzmaßnahmen erhalten, obwohl ihre Natur nicht deutlicher zeigen könnte, was sie braucht; oder verschiedene Ausschlagkranke, deren Haut nicht angetastet wird, obwohl ihr Ausschlag einen unmissverständlichen Fingerzeig des inneren Arztes darstellt, hier, auf dem Weg über die Haut, die Krankheitsstoffe hinauszutreiben.

In jedem Erkrankungsfall ist der Arzt zu befragen. Stets sollte man ihm von Anfang an die Bereitschaft für natürliche Behandlung bekannt geben. Auswahl und Verordnung der Heilmethoden ist verständlicherweise Sache des Arztes, aber die Befolgung und Durchführung wird zur Aufgabe des naturheilkundig interessierten Patienten. Wie entscheidend die Durchführungsweise der Methoden für den Erfolg ist und wie maßgeblich der Kranke selbst damit die Heilung vorantreiben kann, das erlebt er meist schon wenige Stunden nach Behandlungsbeginn.

Die anschließende Darstellung allgemeiner Behandlungsrichtlinien dient der Information des Arztes über Behandlungskombinationen, die sich besonders bewährt haben. Auch der Nichtarzt kann daraus einen grundsätzlichen Überblick über die Wirkung der Methode gewinnen und Anregungen erhalten, wie er selbst natürliche Vorbeugungsmaßnahmen treffen kann, noch bevor er krank ist. Vorbeugungsmaßnahmen gehören ja noch in das Ressort des Laien, für Heilmaßnahmen im Erkrankungsfall gilt aber – wie auch für jede andere Therapie – die bekannte Maxime: „Nur wenn vom Arzt nicht anders verordnet ...!"

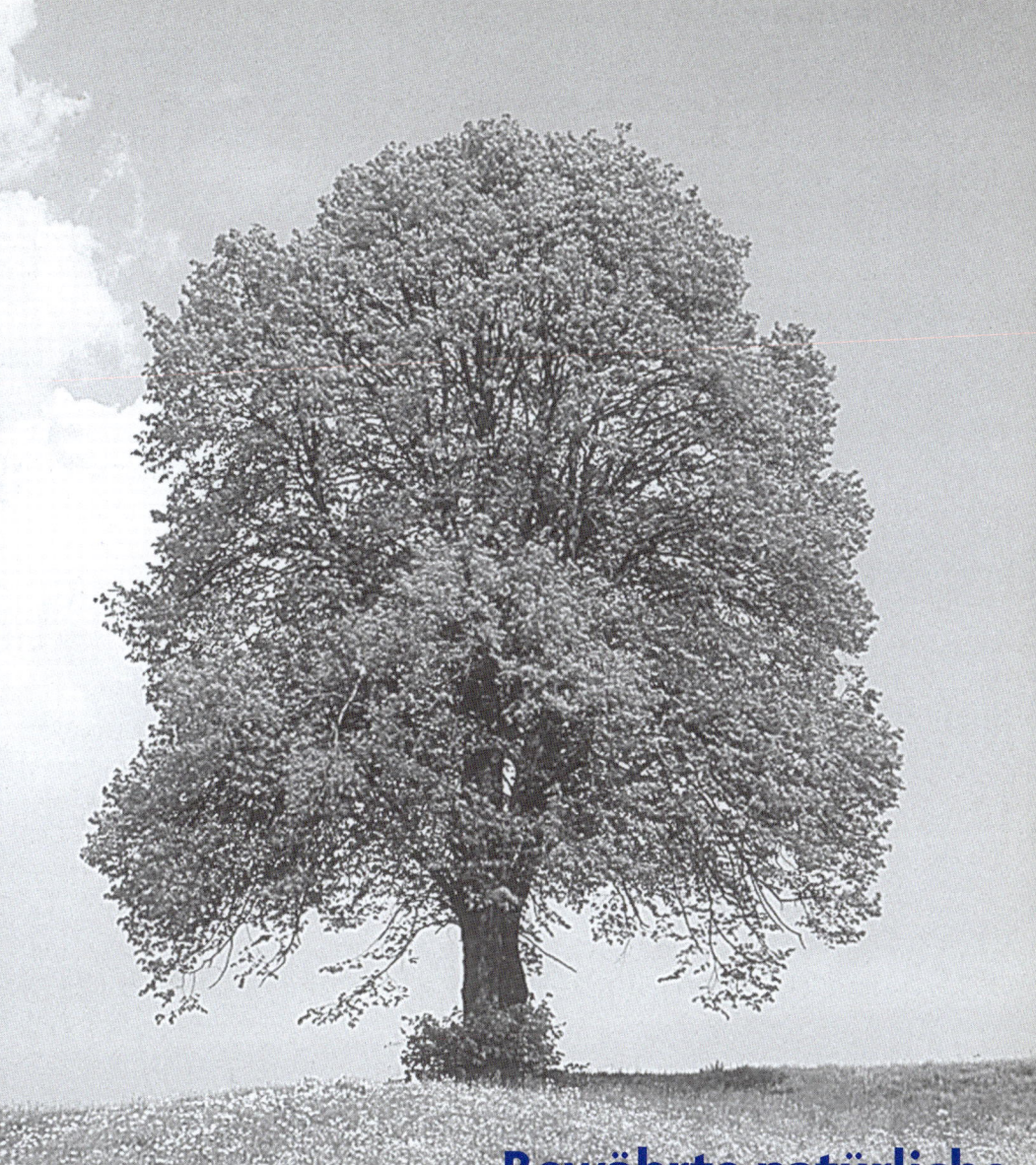

Bewährte natürliche Heilverfahren

Besonders bewährte natürliche Heilverfahren (4) zur Behandlung von Erkältungsfolgen, Grippe und sonstiger akuter Infekte sind:

- Das Heilfasten
- Die Einlaufserie
- Die salinische Darmberieselung nach F. X. Mayr
- Das ansteigende Bürstenhalbbad
- Die Schwitzpackung
- Die Serienwaschung nach Sebastian Kneipp
- Das Auslaugebad (indifferentes Bad nach Pirlet)
- Das Rumpfreibebad nach L. Kuhne
- Die kalten Wickel
- Die Inhalationen
- Weitere Naturheilverfahren
- Die Ruhe- und Wärmekultur
- Heilkräuter-Anwendungen
- Der Vitamin C-Stoß
- Homöopathische Arzneien
- Die klassisch-homöopathische Behandlung bei hohem Fieber
- Homöopathische Schnellbehandlung mit Komplexmitteln
- Schüßler-Salze
- Allgemeine biologische Heilmittel
- Die Schnellbehandlungsserie I
- Die Schnellbehandlungsserie II

Zitat

Naturheilmethoden machen es dem Patienten nicht so bequem wie die Methoden der Schulmedizin. Sie verlangen Disziplin und Abkehr von schädlichen Gewohnheiten. Dafür belohnen sie den Kranken nach kurzer Zeit für seine Mühe und geben ihm die Genugtuung, all seine Spötter und Propheten zu überleben.
Alexander Rosendorff
(1871–1963)

Auf Seite 83 folgt als Übersicht das „Grundsätzliche Behandlungsschema".

Im Erkrankungsfall sollen diese Methoden nicht etwa alle angewendet werden, sondern es erfolgt vom Arzt eine Auswahl der Maßnahmen, die zur Bekämpfung der vorliegenden Erkrankungsart besonders geeignet sind. Fast immer ist jedoch Fasten, des Weiteren Ableitung über den Darm und zumindest eine Ableitungsform über die Haut erforderlich. Näheres geht aus dem „Grundsätzlichen Behandlungsschema" (Seite 83) und dem Kapitel „Allgemeine Behandlungsrichtlinien" (Seite 18) hervor.

Das Heilfasten

Die erste und wichtigste Maßnahme bei allen Erkältungsfolgen, Grippalinfekten und überhaupt bei allen akut fieberhaften Erkrankungen ist das Heilfasten. Wie bereits betont, kann mit dem Fasten kaum früh genug begonnen werden. Schon im Krankheitsvorstadium, das noch keine Dramatik akuter Symptome aufweist, sondern etwa nur herabgesetzten Appetit, schlechteren Allgemeinzustand, vermehrte Müdigkeit oder stark belegte Zunge, wird am besten nichts mehr gegessen. Auch bei Kindern, bei denen der Verdacht besteht, dass sie eine Krankheit „ausbrüten" könnten, weil sie besonders übellaunig, raunzig, weinerlich sind und kein Interesse am Essen zeigen, ist immer sofortiges Fasten angezeigt. Dies gilt auch, wenn noch kein Fieber und keine deutlichen Krankheitssymptome vorhanden sind. Kürzeres Fasten schadet auf keinen Fall, auch nicht bei untergewichtigen und appetitschwachen Kindern! Im Gegenteil, alle Kinder, auch der heikle „Suppenkasper", bekommen durch das Fasten wieder kräftigen Appetit und entwickeln sich danach besser.

Sofortiges Fasten, verbunden mit energischer Ableitung über den Darm beseitigt den beginnenden Krankheitsprozess oft schon in 24 Stunden! Gleichgültig, ob es sich um einen beginnenden Infekt, um eine Magenverstimmung, Verdauungsstörung oder Beschwerden durch die Zahnung gehandelt hat, immer holt der Organismus in Kürze und mit spielerischer Leichtigkeit das „Versäumte" an Nahrungszufuhr wieder nach. Gerade die besonders besorgten Eltern sollten sich ein für alle mal einprägen:

1. Fasten (oder Teilfasten) durch einige Tage schadet nicht nur sicher nicht, sondern bringt als natürliches Heilmittel allerersten Ranges immer Gewinn für die weitere gesundheitliche Entwicklung.
2. Es ist besser, öfter und frühzeitig etwas zu fasten, also rechtzeitig – noch ohne kritischen Anlass – damit zu beginnen, als zu selten oder zu spät.

Das Heilfasten beginnt als Teefasten.

Zitat

Füttert man einen Kranken, so füttert man nur seine Krankheit.
Hippokrates
(460–377 v. Chr.)

Teefasten

Wenn vom Arzt nicht anders verordnet, wird im Krankheitsvorstadium solange nichts gegessen, bis alle abnormen Symptome wieder verschwunden sind. Im Krankheitsstadium soll bis zum Abklingen der Krankheitssymptome, zum Beispiel bis zur Abfieberung, zur Beseitigung der Kopfschmerzen, der Übelkeit oder des Brechreizes, völlig gefastet werden. Hingegen muss oft und reichlichst getrunken werden! Der Fröstelnde (Schüttelfrost) erhält möglichst heiße, der Fieberheiße jedoch kühle, aber nicht eiskalte Flüssigkeit. Am besten eignen sich Kräutertees wie Lindenblüten- und Fliedertee, die, heiß

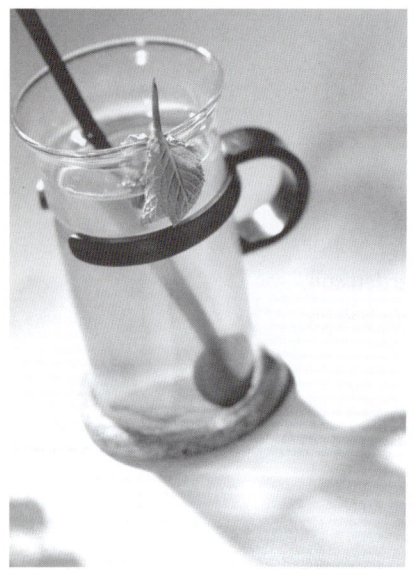

genommen, schweißtreibend wirken; der Vitamin C-haltige Hagebuttentee, der kalt zubereitet werden soll, fördert auch die Ausscheidungsfunktion der Nieren. Kamillentee wiederum beruhigt und entkrampft, was besonders bei akuten Erkrankungen im Magen-Darmbereich günstig wirkt. Auf eine Tasse Kräutertee kommen 1–2 Kaffeelöffel Honig und die gleiche Menge Zitronen-, Orangen- oder Sanddornsaft. Solche Kräuterteesorten sollten in jedem Haushalt vorrätig sein. Auch andere Kräutertees (siehe später) oder selbst zubereitete Limonaden können verwendet werden.

Häufiges Teetrinken erzeugt einen beständigen Flüssigkeitsstrom vom Bauchraum zu den verschiedenen Ausscheidungsorganen; vom Zentrum zur Peripherie, von wo die Flüssigkeit gemeinsam mit Krankheitsstoffen ausgeschieden wird. Das Teefasten ist zu beenden, wenn die akuten Krankheitszeichen verschwunden sind und Verlangen nach Nahrungsaufnahme, also ein echter, gesunder Hunger nach einfacher, möglichst natürlich belassener Kost aufgetreten ist. Diesem Bedürfnis ist vorsichtig nachzugeben im

Teilfasten

Hierbei erhält der Kranke 1–2 (–3)-mal täglich eine kleine Portion einer leicht bekömmlichen Kost zu essen. Der Patient muss jetzt besonders langsam essen, gründlich kauen und jeden Bissen gut einspeicheln. Nach ausreichendem Teefasten soll man ihn fragen, wonach er am meisten Verlangen hat – man lässt den „inneren Arzt" mitbestimmen. Grundsätzlich ist einer leicht bekömmlichen und einfachen Kost der Vorrang zu geben, wie zum Beispiel Schleimsuppe (Hafer, Gerste, Weizen, Reis oder Cornflakes), Karlsbader Zwieback, geschabter Apfel oder geriebene Karotte, etwas Kompott, später Kartoffeln, zartes, gedünstetes Gemüse. Süße Speisen oder gar Fleisch und sonstige eiweißreiche Kost sind besonders bei Fieber unbedingt zu meiden!

Da man sich auch mit leichtester Krankenkost überessen kann, darf der Teilfastende nur so wenig und so selten zu essen bekommen, dass er ständig bei bestem Appetit bleibt. Er muss sozusagen seinen Hunger pflegen, denn nur solange er Hunger hat und dabei nichts oder nur sehr wenig isst, kann der Verdauungsapparat mit voller Kraft die restliche Krankheitsbekämpfung abwickeln. Dies bedeutet:

Der fastende Kranke hungert seine Krankheit aus!

Das Auftreten eines stärkeren Hungergefühls ist daher immer als gutes Zeichen für baldige Heilung zu werten, weshalb der „heilende Hunger" möglichst lange gepflegt und aufrechterhalten werden soll. Das Teilfasten darf nicht eher beendet werden, bis sich die belegte Zunge des Erkrankten deutlich gereinigt hat.

Fasten bringt Entgiftung, Entschlackung und Entwässerung des Körpers, Entlastung des Stoffwechsels, Erleichterung der Verbrennung sowie Aktivierung der Selbstheilkräfte. Es verkürzt die Krankheitsdauer, beschleunigt die Heilung und steigert die Wirkung der übrigen Heilmaßnahmen. Wenn vom Arzt nicht anders verordnet, setzt man im Krankheitsvorstadium oder bei schon ausgebrochener Erkrankung sofort mit Teefasten (in Sonderfällen mit Teilfasten) ein. Es wird keine (oder nur äußerst wenig) Nahrung zugeführt, wobei oft und reichlichst Kräutertee getrunken werden soll. Wenn die Krankheit bezwungen ist und andauernd kräftiger Hunger vorherrscht, wird das Fasten allmählich beendet.

Zusammenfassung

Die Einlaufserie

Auch für diese Maßnahmen gilt dasselbe Gebot wie für das Fasten: Schon bei den allerersten Anzeichen einer beginnenden Erkrankung, ja sogar schon beim bloßen Verdacht auf baldigen Krankheitsausbruch, soll mit der Einlaufserie begonnen werden. Wenn die Mütter wüssten, wie unschädlich Einläufe sind, wie schnell sie durchgeführt werden können, wie sie Komplikationen verhindern und die Erkrankung harmlos machen und wie rasch und heilsam sie wirken, dann könnten sie allein schon damit ihren Kindern und sich selbst häufiges

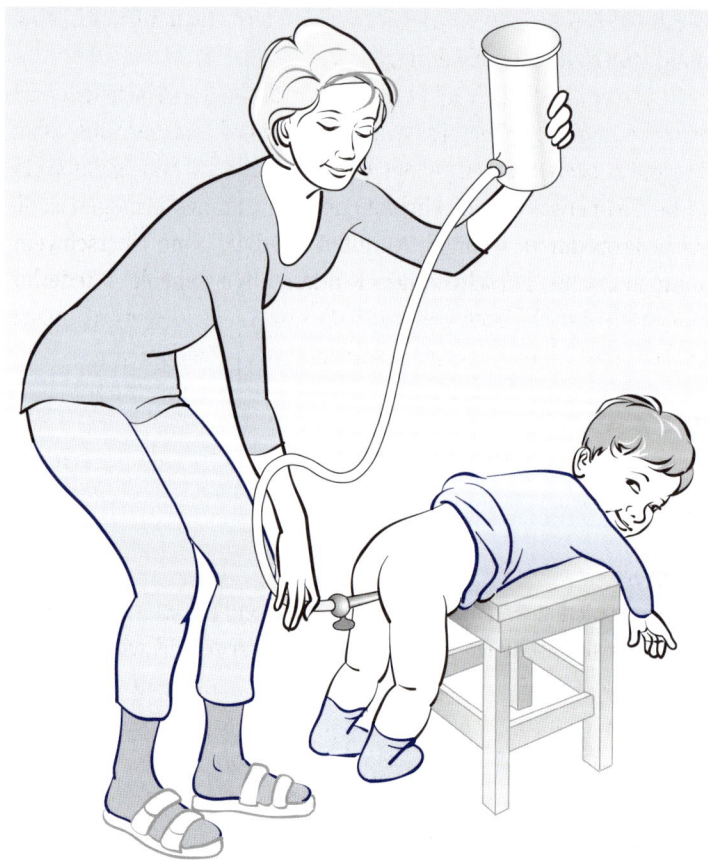

Abb. 1
Einlauf mit dem herkömmlichen Einlaufgerät

Kranksein, viele Sorgen, Ängste und Nöte und letztlich viele Zeit ersparen. Als Professor Brauchle sein Erfahrungsgut aus vielen Jahrzehnten von ausschließlich naturheilkundig behandelten Patienten überblickte, äußerte er sich besonders dankbar über die Heilwirkung der Einläufe: „Noch bevor man weiß, welche der möglichen Infektionskrankheiten sich herausstellen wird, muss durch Einlauf der Darm entleert werden. Durch frühzeitige und häufig wiederholte Einläufe kann man den Charakter einer sich entwickelnden Infektionskrankheit von Grund auf ändern" (1).

Diese Maßnahme führte mit dem Fasten dazu, dass bei naturheilkundiger Behandlung die gefährlichen Verlaufsformen und Komplikationen vieler Infektionskrankheiten nicht auftreten. „Die Spülkanne ist wirklich im Beginn und im Verlauf der Infektionskrankheiten ein Machtmittel erster Ordnung (1)".

Selbstverständliche Voraussetzung ist, dass man sich selbst oder einem anderen einen Einlauf richtig verabreichen kann, das heißt, ohne dass die Letzteren mit eingezogenem Hinterteil fluchtartig das Weite suchen! Mit etwas Geschicklichkeit und Einfühlungsvermögen ist die ganze Prozedur in wenigen Minuten erledigt, ohne Überschwemmung und selbst bei schwierigen Kindern ohne Geheule. Wiederholungen fallen noch leichter, weil sich die erste Furcht gelegt hat und die Kinder selbst die wohltuende Auswirkung verspürt haben.

Flüssigkeit:

Zumeist wird reines Wasser verwendet, bei Baucherkrankungen evtl. auch Kamillentee.

Temperatur:

Sie richtet sich nach dem Zustand des Kranken. Bei Frieren, Schüttelfrost oder Kälteschauer ist das Wasser so warm-heiß wie noch verträglich anzuwenden. Bald darauf den zweiten und dritten warm-heißen Einlauf folgen lassen! Bei Hitzegefühl des Patienten, heißem Kopf, empfehlen sich wiederholte kühlere Einläufe von etwa 36 °C. Bleibt das Einlaufwasser im Darminneren, dann ist ein Wiederholungseinlauf nötig, wobei man die Spülung unverändert oder gleich mit einer völlig harmlosen, aber wirkungsvollen Salzlösung (4 Teelöffel Kochsalz in 1 Liter Wasser aufgelöst) durchgeführt. Im Allgemeinen wirken bei verkrampftem Darm heiße Einläufe besonders gut.

Menge:

Die Flüssigkeitsmenge beträgt bei Kindern je nach Alter $\frac{1}{8}$ bis $\frac{1}{4}$ bis $\frac{1}{2}$ Liter, bei Erwachsenen $\frac{1}{2}$ bis $\frac{3}{4}$ bis 1 Liter.

Technik:

Bei Kleinstkindern kann die Prozedur mit Ballonspritze in liegender, gebeugter oder hockender Stellung durchgeführt werden. Wenn man noch keinen praktischen Einlaufpumpschlauch (Klyso) besitzt, kann man die Ballonspritze auch bei größeren Kindern verwenden; dann muss der Ballon mehrmals nacheinander entleert werden. Stift und Aftergegend sind einzufetten. Besitzt man das altmodische Einlaufgerät, wird nach Füllung der Kanne alle Luft aus dem Schlauch durch Durchfließenlassen beseitigt und der Sperrhahn geschlossen. Beim Liegen in linker Seitenlage oder noch einfacher in Beugung (Abb. 1) oder in Hockstellung presst der Patient ein wenig wie zur Stuhlentleerung. Dabei wird sanft der eingefettete Stift eingeführt, der Sperrhahn geöffnet

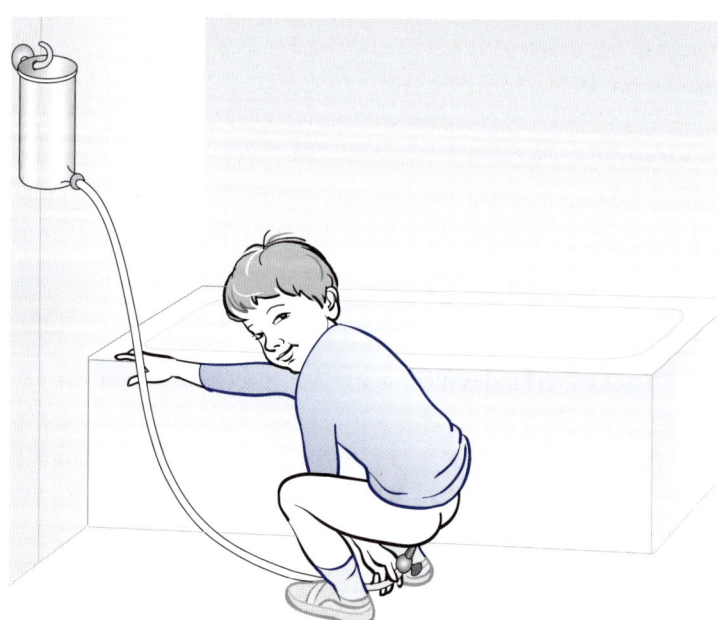

Abb. 2
So kann man selbst einen
Einlauf durchführen

und die Kanne hochgehalten oder hochgehängt. Je höher sich die Kanne über dem Patienten befindet, desto größer ist der Wasserdruck. Beim Einfließenlassen soll ruhig und tief geatmet werden. Ohne langes Warten, nach Füllung des Darmes, erfolgt die Entleerung.

Selbstdurchführung mit Einlaufgerät:

Viele Kranke scheuen sich vor dem Einlauf, weil sie glauben, es müsse ihnen jemand dabei behilflich sein. Die Selbstdurchführung ist aber jedermann leicht möglich. Sie erfolgt am besten im Badezimmer, in Hockstellung, wobei die Spülkanne aufgehängt wird (Abb. 2).

Einlauf mit Klyso:

Angenehmer und schneller erfolgt die Darmspülung mit einem Einlaufpumpschlauch wie dem Klyso (1) oder Klysopomp (Abb. 3). Dies ist ein Ventilschlauch mit einem kleinen Druckball, der beim Drücken einen einseitigen Durchlauf des Wassers ermöglicht. Vor Gebrauch wird der weiße Klistierstift etwas eingefettet, dann das andere Schlauchende in ein mit warm-heißem Wasser gefülltes Waschbecken (oder Gefäß) eingetaucht und der Druckball so lange gedrückt bis er sich mit Wasser gefüllt hat. Bei der mühelosen Selbstdurchführung führt man im Stehen den Klistierstift in den After und pumpt kontinuierlich das Wasser in den Darm. Erst bei Auftreten eines starken Entleerungsdranges beendet man das Pumpen und entleert den Darm. (Meist werden zwischen 5 und 10 bis 25 Ballonentleerungen benötigt.) Diese Prozedur dauert wenige Minuten. Der Ventilballon eignet sich durch seine Handlichkeit auf Reisen als verlässlicher „Retter in der Not". Der Klyso ist in guten Sanitätsgeschäften erhältlich, seine Anschaffung ist das wohl billigste, einfachste und wahrscheinlich wirksamste Medizinalgerät.

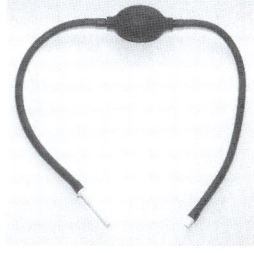

Abb. 3
Der Klyso: Das beste Gerät zur einfachen Selbstdurchführung eines Einlaufes.
Die Reinigung des Klyso erfolgt durch Durchspülen des Schlauches mit $\frac{1}{4}$–$\frac{1}{2}$ Liter Wasser, das mit 1–2 Schuss Essig angereichert wurde.

Anzahl der Einläufe:

Die Anzahl ist nicht allgemein gültig festzulegen. Je ernster die Erkrankung, je höher das Fieber, desto mehr Einläufe sind nötig. Für die erstrebte Schnellheilung sind am 1. Tag jedoch mindestens 4 Einläufe erforderlich. Im Falle einer noch weiterhin anhaltenden Erkrankung gilt dasselbe auch für den 2. und 3. Tag, in seltenen Fällen auch noch länger. Bei abklingendem Prozess sind meist noch 2 Einläufe täglich bis zur endgültigen Ausheilung zweckmäßig.

Sinn der Einlaufserie:

Wie im Kriegszustand eines Landes die Staatsfeinde, Saboteure und sonstige schädliche Elemente in die Gefängnisse hinter Schloss und Riegel abgeschoben werden, so schiebt der erkrankte Körper ununterbrochen Giftstoffe, Eiweißzerfallsprodukte, Mikroben und schädliche Schlackenstoffe in sein „Gefängnis", in das Darmrohr, ab. Von dort sollen die Krankheitsstoffe mit der nächsten Darmentleerung aus dem Leib entfernt werden. Da der Körper im Krankheitszustand ununterbrochen Fremdstoffe bekämpft und ständig in den Darmkanal abschiebt, befinden sich in diesem schon 1–2 Stunden nach einer Darmentleerung wieder reichlich Krankheitsstoffe. Werden diese aber nicht schon bald aus dem Körper entleert, dann können sie teilweise wieder „ausbrechen", also wieder in die Blutbahn gelangen und durch Rückvergiftung den Krankheitsprozess verschlimmern. Je öfter und gründlicher daher gerade in den ersten Tagen Darmentleerungen zustande kommen, desto rascher werden die Gifte ausgeleitet und desto schneller findet die Krankheit ihr Ende. Führt man aber am ersten Krankheitstag weniger als 4 Einläufe durch, dann erfolgt die Giftausleitung zu selten! Die Therapie wird verzettelt, so dass nicht mit der sonst so häufigen Schnellheilung zu rechnen ist.

Man lasse sich nicht beirren, wenn schon vor dem Einlauf Stuhl entleert wurde oder wenn die Wiederholung des Einlaufs fast nur noch klares Wasser zutage bringt! Fast immer beinhaltet auch dieses klare Wasser reichlich Krankheits- und Ballaststoffe, wodurch es äußerst giftig ist. Dies beweist auch der häufig penetrante Geruch der Entleerungen und auch die Befreiung, die der Patient nach jedem Einlauf verspürt. Kühle Einläufe senken das Fieber, lindern oder beseitigen Augendruck, Kopf- und Magenschmerzen, Übelkeit und Brechreiz und bewirken, dass sich der Kranke bald wohler fühlt. Diese Verbesserung hält aber zunächst nur eine bis einige Stunden an, worauf sich die ursprünglichen Symptome wieder melden und das Fieber steigt. Es ist daher höchste Zeit, den nächsten Einlauf vorzunehmen. Besser ist jedoch, dies schon früher zu tun. Auf diese Weise behandelt, entfiebert der Patient oft schon nach Stunden, meist spätestens nach 1–2–3 Tagen endgültig, besonders wenn noch andere Giftableitungen mitwirken. So ließ Professor Brauchle bei schwierigen Fällen jede

Wichtig

Bei akuten Erscheinungen im Bauchraum, wie akuter Blinddarmentzündung, Darmgeschwüren, Bauchfellreizung, dürfen Einläufe nur nach Erlaubnis und Vorschrift des Arztes durchgeführt werden.

Stunde in regelmäßigem Wechsel einen kühlen Einlauf oder eine kalte Ganzwaschung (siehe Serienwaschung nach Kneipp, Seite 41) durchführen. Damit erzielte er so überzeugende Erfolge, dass er jeden Arztkollegen nicht dringend genug bitten konnte, sich persönlich von der Wirkung dieser Behandlung zu überzeugen: „Dieser Arzt wird dann einen überwältigenden Begriff bekommen von den enormen Wirkungen, die von dem „einfachen" Wasser ausgehen. Nichts ist so falsch wie die Meinung, die modernen, hochwirksamen Arzneimittel seien an Kraft der Einflussnahme dem bloßen Wasser überlegen. Auf das Leben wirkt immer das Leben am stärksten ein. Frisches Brunnenwasser ist das Blut der lebendigen Natur und in seiner Kraft von keinem anderen Mittel zu überbieten (1).“

Reaktion:

Manchmal entzündet sich die Aftergegend während der Einlaufserie. Es handelt sich aber um keine Folge der Manipulationen an sich, sondern um die Auswirkung eines abnorm hohen Giftgehaltes des abgehenden Stuhlwassers, welches die Schleimhaut reizt. In diesem Falle sind die Einläufe erst recht so lange fortzusetzen, bis die Entzündungserscheinungen verschwunden sind. Das Einfetten der Analgegend ist günstig.

Zusammenfassung

Fasten und Einläufe sind älteste Heilmittel der Menschheit mit großen und oftmals unglaublich schnellen Wirkungen. Auch bei akuten Erkältungs- und Infektionskrankheiten erzielen sie meist rasche Heilung oder wesentliche Verbesserung des Zustandes. Wenn vom Arzt nicht anders verordnet, setzt man zum frühestmöglichen Zeitpunkt mit Einläufen ein. Im Vorstadium genügen oft 1–2 Spülungen, bei ausgebrochener Erkrankung sind am 1. Tag mindestens 4 Einläufe erforderlich, an den weiteren Tagen hängt die Zahl der Spülungen vom Krankheitsverlauf ab. Im Zweifelsfall spült man besser zu oft als einmal zu selten.

Die salinische Darmberieselung nach F. X. Mayr

Zitat

*Isotonische Karlsbader-
oder Bittersalzlösungen rei-
zen den Darm nicht. Sie wirken auflösend und ausspü-
lend auf die an den
Darmwänden haftenden
Krankheits- und Giftstoffe.*
F. X. Mayr (1875–1965)

Da die Einläufe nur den Dickdarm säubern, nicht aber die oberen Ver-
dauungswege, finden sie eine ideale Ergänzung durch das Trinken von
salinischen Wässern. Diese berieseln von oben her, in natürlicher
Richtung, den Magen-Darm-Trakt und wirken säubernd und entgif-
tend auch auf Magen, Leber, Galle und Dünndarm ein. Die Einlaufserie wäre eine unvollkommene Maßnahme, würde man sie nicht mit
der salinischen Darmberieselung kombinieren. Man nimmt nach Dr.
F. X. Mayr 1(–2)-mal täglich, auch bei Durchfällen, auf $1/4$ Liter lauwarmes Wasser (oder Kräutertee) einen gestrichenen Teelöffel Bitter-
oder Karlsbader Salz, das nüchtern mindestens eine halbe Stunde vor
einem etwaigen Frühstück oder Mittagessen getrunken wird. Bei Beginn der Behandlung wird es aber am besten sofort, unabhängig von
der Zeit, eingenommen, da anschließend nichts mehr gegessen werden sollte. Zur Geschmacksaufbesserung kann man Zitronensaft bei-
mengen. Für geschmacksempfindliche Personen, vor allem aber für
Kinder, empfiehlt sich mehr das wohlschmeckende F. X. Passagesalz
(5), ein salinisches Brausepulver, von dem ein gehäufter Teelöffel auf
$1/4$ Liter Flüssigkeit einzunehmen ist. Es ist zweckmäßig, eines dieser
Salze daheim vorrätig zu halten.

Zusammenfassung

Wenn vom Arzt nicht anders verordnet, trinkt man bei Behandlungsbeginn sofort und an den übrigen Erkrankungstagen täglich morgens
nüchtern eine salinische Lösung zur Verdauungsreinigung, Entgiftung und Ausschwemmung der Krankheitsstoffe.

Das ansteigende Bürstenhalbbad

Dieses gehört zu den allerersten Maßnahmen bei Erkrankungsbeginn und wird besonders von fröstelnden Kranken benötigt. Es bewährt sich auch noch im späteren Krankheitsverlauf. Da die Verträglichkeit aller natürlichen Maßnahmen, besonders der warmen Bäder und des Schwitzens, vom Füllungszustand des Darmes abhängt, muss auch der Fröstelnde zunächst ausgiebige Darmentleerung erzielt haben – und sei es durch zwei warm-heiße Einläufe direkt nacheinander. Erst danach, allerdings dann gleich, folgt das ansteigende Bürstenhalbbad. Es behebt das Wärmedefizit des Körpers und schaltet das Entgiftungsorgan Haut hochtourig in den Abwehrkampf ein. Solche Einschaltung der Haut wird von jedem Kranken wiederholt benötigt. Bei diesem Bad ist sie durch „krebsrote" Färbung, also durch gesteigerte Durchblutung der Haut, zu erkennen.

Durchführung:

Man lässt in die Badewanne warmes Wasser ein, das etwa der Fiebertemperatur (unter der Achsel gemessen) entspricht, und zwar so viel, dass es beim Sitzen bis Nabelhöhe reicht. Die Wassertemperatur wird mit dem Fieberthermometer eingestellt. Mit Bürste und Seife werden nun vom Badenden selbst (oder von einer Hilfsperson) alle unter Wasser befindlichen Körperteile, von den Zehen und Sohlen bis zur Kreuzbeingegend, intensiv gebürstet. Bei schlechtem Venenzustand sollen die Beine nur in Richtung zum Herzen hin zart gebürstet werden, ansonsten arbeitet man die Haut ständig nach beiden Richtungen hin durch, auch wenn schon die erwünschte Rötung erzielt wurde. Nach zwei bis drei Minuten lässt man 10 bis 15 Minuten lang langsam(!) heißes Wasser zu- und zeitweilig etwas Wasser abfließen, so dass der Wasserspiegel gleich bleibt. Die Temperatur wird allmählich so weit erhöht, wie sie der Kranke gut verträgt und noch als wohltuend empfindet (meist um 3–4 °C). Dabei bürstet man die Körperteile unterhalb des Nabels weiterhin, steht dann langsam auf und arbeitet den übrigen Körper gründlich feuchtwarm mit eingeseifter

Bürste durch. Schnelles Aufstehen ist wegen Schwindelgefahr zu vermeiden. Sollte Schweiß ausbrechen, muss das Bad vorzeitig beendet werden.

Abschluss des Bades:

Dieser erfolgt unterschiedlich und hängt vom Zustand des Kranken ab. In vielen Fällen wird man gerne eine Schwitzpackung anschließen; bei sehr geschwächten, erschöpften, kreislaufabilen oder schwitzunfähigen Kranken darf man jedoch nur nachdunsten lassen.

INFO

Unter „Dunsten" ist die Erwärmung des Körpers mit leichter Feuchtigkeitsentwicklung (Dunstabgabe) zu verstehen. Beim „Schwitzen" sollen hingegen die Schweißbrünnlein des Körpers zum Fließen kommen.

- Zum Schwitzen trocknet sich der Patient ab oder wird abgetrocknet und legt sich sofort in eine bereits vorbereitete Schwitzpackung (siehe Seite 37).
- Zum Nachdunsten lässt man reichlich kaltes Wasser einfließen und wäscht ein Körperteil nach dem anderen mit einem Waschlappen kalt ab. Dabei tritt ein Gefühl der Erfrischung und Kräftigung ein. (Sehr empfindsame Kranke verwenden das Wasser nur kühl anstatt kalt.) Sodann streift man die ärgste Nässe der Haut mit flacher Hand ab, legt sich feucht in das Bett, deckt warm zu und dunstet angenehm nach.

Zwischenfälle:

Gelegentlich wird während des Bades die zunehmende Wärme schlecht vertragen; Atembeschwerden, Herzklopfen, Unruhe treten auf. Dies kommt dann vor, wenn die Temperatur zu schnell erhöht oder die Temperaturzuträglichkeitsgrenze des Kranken überschritten wurde. In diesem Fall lässt man energisch kaltes Wasser zufließen, bis die Temperatur des Badewassers um drei bis fünf Grad unter die Ausgangstemperatur gesunken ist. Der Patient taucht für einige Minuten bis zum Hals ein. Damit verschwinden die unangenehmen Erscheinungen, und der Kranke fühlt sich wieder wohl.

Anzahl der Bäder:

Das ansteigende Bürstenhalbbad kann je nach Bedürfnis 1–2-mal täglich genommen werden. Oft empfiehlt sich der regelmäßiger Wechsel mit dem Auslaugebad (Seite 43).

Grundsätzliches zu den Bädern:

Da jede Badeart ihre eigene Wirkungsweise entfaltet, die sich von der anderer Bäder deutlich unterscheidet, kann man wohldosiert vorgehen und bald die für den jeweiligen Kranken und dessen Reaktionsweise günstigsten Anwendungen herausfinden. Mehrfacher Wechsel der Badearten steigert ihre Wirkung. Nichts ist verkehrter als die verbreitete Ansicht, dass Bad und Bad ohnehin das Gleiche seien. Aus diesem Grund werden Temperatur und andere Details der Bäder genau beschrieben, da allein die richtige Durchführung die eingreifende heilsame Wirkung verbürgt. Der interessierte Leser sollte schon in gesunden Tagen fallweise – anstelle der üblichen Wannenbäder – die Handhabung und Wirkungsweise der beschriebenen Heilbäder kennen lernen, sie als vorbeugende Gesundheitspflege betreiben und schätzen lernen. Er wird sie dann im eigenen Erkrankungsfall oder dem seiner Angehörigen umso wirkungsvoller einsetzen können.

Wenn vom Arzt nicht anders verordnet, erhält jeder fröstelnde Kranke, nach Darmentleerung, sofort ein ansteigendes Bürstenhalbbad zur Behebung des Wärmedefizites und zur Entgiftung über die haut. Auch den nicht fröstelnden Erkältungs- und Infektionskranken hilft dieses Bad so entscheidend, dass es 1–2-mal täglich genommen werden sollte, wenn nicht im betreffenden Fall andere Bäder noch zweckdienlicher erscheinen. An das Bad wird entweder Schwitzen oder Nachdunsten angeschlossen.

Zusammenfassung

Die Schwitzpackung

Die Schwitzpackung erfolgt am besten im Anschluss an das Bürstenhalbbad und in jedem Fall nach vorheriger Darm- und Blasenentleerung. Es ist zweckmäßig, wenn man schon vor dem Bad folgende Vorbereitung trifft (Abb. 4): Auf das Bett werden zwei Wolldecken (1 und 2) quer gelegt. Darauf breitet man längs ein trockenes Flanelltuch (3), und zwar so, dass es auch den Kopf des Patienten einhüllen kann. Darüber kommt ein trockenes Leinentuch (4), das luftdurchlässig und nicht gestärkt ist. Es soll von den Achseln des Patienten bis über die Füße reichen und hat die ausgedunsteten und ausgeschwitzten Krankheitsstoffe aufzusaugen.

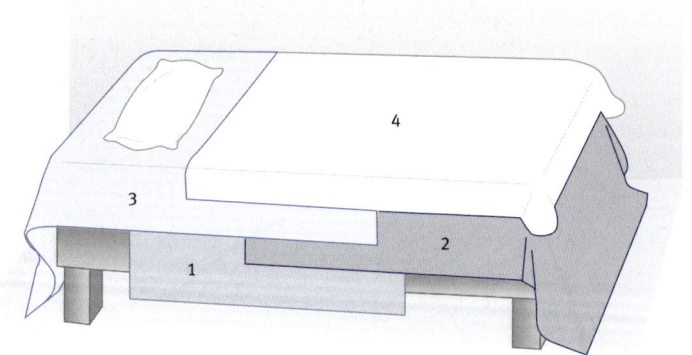

*Abb. 4
Vorbereitungen für die
Schwitzpackung*

Schwitztee

Der vom Bürstenhalbbad kommende abgetrocknete Kranke erhält 1–2 Tassen heißen Lindenblüten-, Flieder- oder sonstigen Schwitztee (Seite 67) mit 1–2 Teelöffeln Honig und Zitronen- oder Orangensaft zu trinken. Notfalls kann man auch heißes Wasser mit den gleichen Zutaten verwenden. Der heiße Tee fördert Eintritt und Menge des Schweißes. Auch während des Schwitzens kann mehrfach, je nach Erfordernis, getrunken werden, damit die Schweißbäche besonders reichlich fließen.

Schwitz- oder Trockenpackung

Der Kranke legt sich auf das Leinentuch und wird mit diesem von den Füßen bis zur Achselgegend eng eingehüllt (Abb. 5). Dann werden die Arme angelegt, der Kranke mit dem Flanelltuch bis über den Kopf und dann mit den Wolldecken eng umwickelt und bei Bedarf noch weiter bedeckt (Abb. 6). Zur Wirkungssteigerung können schon vor-

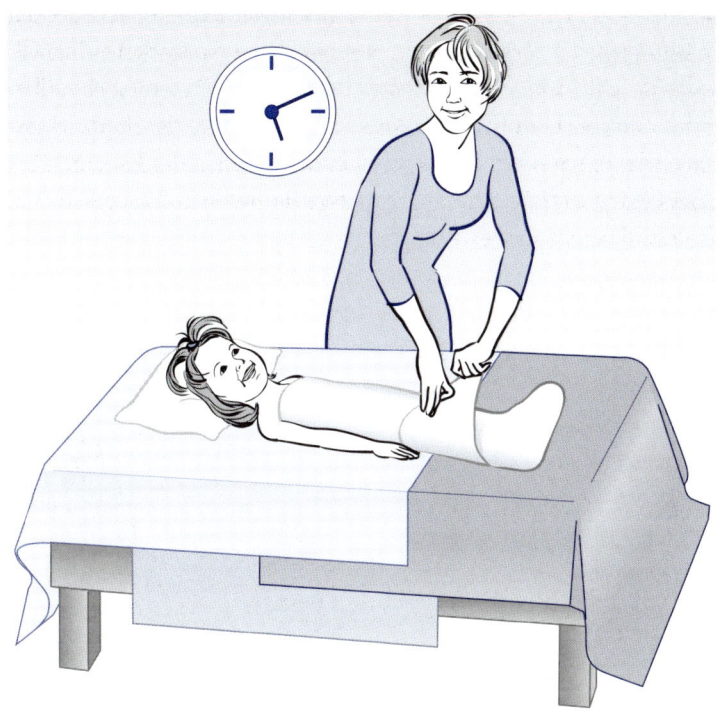

Abb 5
Der Kranke wird bis zur Ach-
selgegend eng eingehüllt ...

her heiße Wärmeflaschen auf den Bauch oder an die Füße und Seiten des Patienten angelegt werden, wozu sich auch Bierflaschen, gefüllt mit heißem Wasser, eignen.

Zimmerlüftung:
Nach der Einpackung werden die Fenster geöffnet und bleiben offen. Nur im kältesten Winter beschränkt man sich auf gutes Durchlüften. Zugluft darf nicht entstehen. Der Schwitzende braucht für die inneren Verbrennungsvorgänge sauerstoffreiche Frischluft.

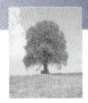

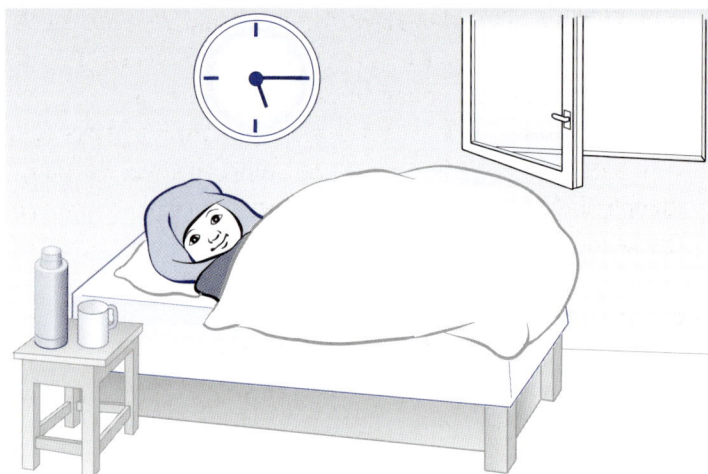

Abb. 6
.... und danach gut zugedeckt

Schwitzdauer:

Sie beträgt 1–2 Stunden. Nur wenn das Schwitzen angenehm und nicht belastend empfunden wird, kann man es bis zu zwei Stunden ausdehnen. Schläft aber der Patient in der Packung ein, dann soll er nicht geweckt werden, auch wenn die vorgesehene Zeit schon überschritten wurde.

Abschluss:

Das Schwitzen wird beendet durch:

- rasches Abwaschen des ganzen Körpers mit Wasser von 20–25 °C. Abgehärtete Personen können sich in einer mit frischem Leitungswasser gefüllten Wanne kurz zur Gänze eintauchen. (Schon Priessnitz bewies, dass es völlig gefahrlos ist, wenn der aus der Ruhe kommende schwitzende Körper ganz in eiskaltes Wasser gerät. Die Verbindung der schwitzenden Haut mit kaltem Wasser war eines der Geheimnisse der fast unglaublichen Erfolge dieses Heilers. Schwitzen allein wäre zu wenig gewesen, kaltes Wasser allein ebenso. Kaltes Baden des schwitzenden Menschen jedoch, gar mehrfach wiederholt, das musste nahezu die „Halbtoten" wieder zum Leben erwecken. Der Heilerfolg konnte kaum ausbleiben. Auch dem heutigen Saunabesucher sind die enorme Wirkung und Wohltat des Wechsels: schwitzen – eiskalt baden bekannt.) Dann

wird die Nässe mit flacher Hand abgestreift und ohne abzutrocknen ein trockenes Nachtgewand angezogen; der Patient legt sich in
das gewechselte Bettzeug und dunstet angenehm nach.

- Der Schwitzende trocknet sich gut ab oder wird abgetrocknet,
zieht sich warme Wollsocken an und führt sogleich ein kühles
Rumpfreibebad (Seite 42) durch, was er jetzt als eine besonders er-
frischende, kräftigende und wieder belebende Wohltat empfindet.

Wiederholung:

Solche Schwitzpackungen können täglich 1–2-mal vorgenommen
werden, was besonders für schwitzfähige, kräftige Patienten zu empfehlen ist.

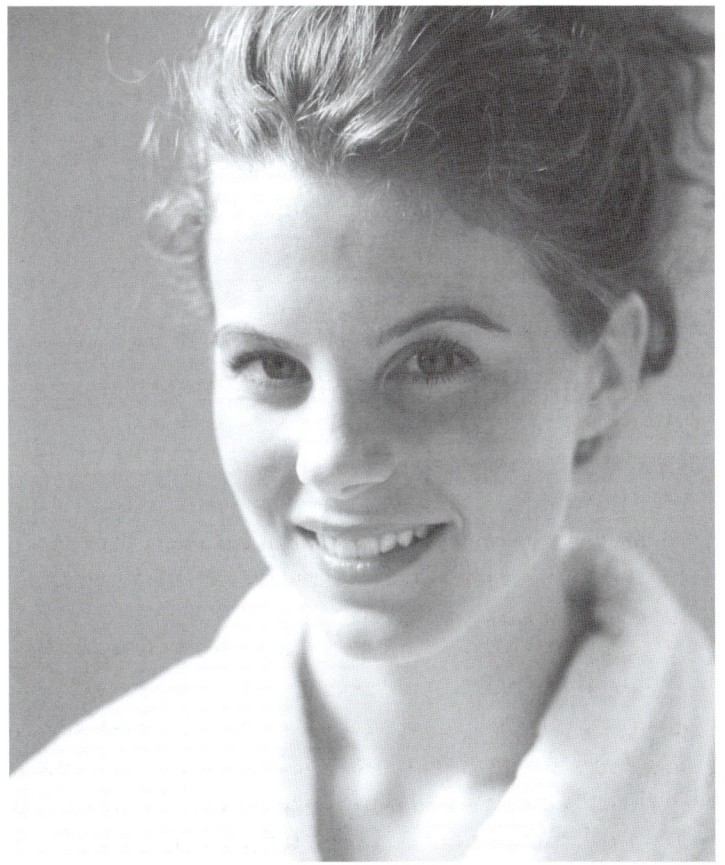

Wirkung:

Die Haut wird oft als „Ablageplatz für Gifte" und als „Grab der Mikroben" bezeichnet. Bei akuten Erkrankungen soll man die Haut daher immer wieder anregen, entschlacken und reinigen. Das Schwitzen mit nachfolgender Kaltwaschung erzeugt außerdem einen mächtigen Belebungsimpuls, einen umstimmenden Eingriff in die nervösen, hormonellen und humoralen Systeme; Schwitzen aktiviert die Reaktionsfähigkeit des Körpers, steigert die Abwehrkräfte und regt die Zirkulation an. Mit dem Schweiß werden Krankheitsstoffe ausgeschwemmt, wodurch ein intensiver Krankheits- und Schweißgeruch zustande kommt. Den Giftgehalt dieses Krankenschweißes zeigt die Tatsache, dass eine geringe Menge davon, einem kleinen Säugetier eingespritzt, ausreicht, um dessen Tod herbeizuführen. Es gibt daher keine bessere Waffe, den Ausbruch einer akuten Infektionskrankheit zu verhindern oder zumindest ihre Kraft von vornherein zu brechen, als ausgiebige Darmreinigung und Schwitzen zum frühestmöglichen Zeitpunkt. Bei angeblich schwitzunfähigen Personen und bei sehr geschwächten, erschöpften, kreislaufgeschädigten Kranken darf Schwitzen nur auf besonders schonende Art, durch die Serienwaschung nach Kneipp, angestrebt werden.

Zusammenfassung

Im Anschluss an das Bürstenhalbbad, nach Darm- und Blasenentleerung, trinkt der abgetrocknete Patient schnell 1–2 Tassen heißen Schwitzetee, legt sich auf das schon vorbereitete Bett und wird in Tücher und Decken so eingehüllt, dass fast nur mehr die Nase heraussieht. Das Zimmer wird gelüftet. Nach 1–2 Stunden erfolgt Kaltabwaschung mit feuchtem Nachdunsten oder Abtrocknen mit anschließendem Rumpffreibebad. Darmreinigung und Schwitzen sind die besten Waffen zur Verhütung und Heilung akuter Erkältungs- und Infektionskrankheiten.

Die Serienwaschung nach Sebastian Kneipp

Die Serienwaschung ist für alle anscheinend Schwitzunfähigen und für Kreislaufkranke, die eine Schwitzpackung nicht erhalten sollen, **die** Schwitz- und Entgiftungsmethode über die Haut. Sie senkt hohes Fieber.

Der vorher schon gut erwärmte bettlägerige Patient wäscht sich mit einem in Leitungswasser getauchten und mäßig ausgedrückten Tuch schnell ab (oder wird abgewaschen). Das Tuch wird immer wieder, etwa alle 20 Sekunden, ausgedrückt und neu eingetaucht. Ohne zu reiben, nur leichthin in raschen Zügen, wäscht man, so dass die Haut gleichmäßig nass wird. Am einfachsten ist die Anwendung, wenn der aufstehfähige Kranke aus dem Bett in das wohl temperierte Badezimmer geht und sich auf einem trockenen Teppich stehend rasch entkleidet und mit dem in fließendes Kaltwasser getauchten Tuch abwäscht. Die Waschung darf insgesamt höchstens 2 Minuten dauern. Die beste Reihenfolge der Abwaschung ist: Hand, Arm und Achselhöhle beiderseits, Hals, Brust, Bauch, Seiten, Rücken, Beine, Gesäß, beiderseits. Während des Waschens ist mit offenem Mund tief zu atmen. Sofort danach legt sich der Kranke ohne jedes Abtrocknen feucht in das warme Bett zurück, deckt sich gut zu und dunstet nach. Auch eine heiße Wärmeflasche kann an die Füße gelegt werden.

Wiederholungen:

Jede halbe, spätestens jede ganze Stunde wird diese Waschung wiederholt. Auch wenn schon richtiges Schwitzen eintritt, kann man entsprechend weitermachen, je nachdem wie lange und wie intensiv geschwitzt werden soll. Der Schwitz- und Entgiftungsprozess ist durch Anzahl und Pausen zwischen den Waschungen zu steuern. Nur wenn der Kranke einschläft, wartet man mit der nächsten Waschung bis zu seinem Erwachen.

Wirkung:

Durch reichlich getrunkenen heißen Schwitztee ist die Wirkung zu steigern. Trinken und Schwitzen setzen einen Flüssigkeitsstrom vom Magen-Darm-Trakt zur Haut, also von innen nach außen, in Bewegung, wodurch die Infektionsgifte zum Ort ihrer Ausscheidung transportiert werden. Die Serienwaschung wirkt ähnlich wie die Schwitzpackung. Sie ist aber wesentlich schonender, und die Belebung des Kapillarnetzes steht stärker im Vordergrund. Die Haargefäße oder Kapillaren, die beim Menschen eine Gesamtlänge von 100 000 km erreichen, werden durch die wiederholten Kaltwaschungen zu rhythmischen Verengungen und Erweiterungen angeregt, so dass das „Hautherz" des Kreislaufs höchst aktiv zu arbeiten einsetzt. Dadurch wird die Herz- und Kreislauftätigkeit nach jeder Waschung verbessert, wie es eine Herzinjektion nicht besser zustande bringen kann. Durch die beschleunigte Zirkulation können sich die Infektionsgifte nirgends im Körper festsetzen und werden ständig weitergetrieben, bis sie in den Haut-, Darm- und Nierenbereich gelangen. Hier werden sie von dem ausfließenden Schweiß, von den Darm- und Harnentleerungen erfasst und aus dem Körper ausgeschwemmt. Dadurch tritt auch Fiebersenkung ein. Nur in seltenen Fällen tritt nach mehreren Waschungen kein Schwitzen ein, aber auch bei diesen zeigt sich eine Steigerung der Abwehrtätigkeit, Entgiftungsfähigkeit und Säftezirkulation.

Wichtig

Nach jeder Waschung wird die Herz- und Kreislauftätigkeit verbessert

Zusammenfassung

Die Serienwaschung ist eine besonders schonende, kreislaufkräftigende, fiebersenkende Schwitzmethode mit großer Heilkraft bei allen Erkältungs- und Infektionskrankheiten. Der gut durchwärmte Kranke wäscht sich jede halbe Stunde maximal 2 Minuten lang kaltfeucht ab und dunstet im warmen Bett nach. Heißer Schwitztee steigert die Wirkung. Die Waschungen werden so oft wiederholt, bis durch Dunsten und Schwitzen ausgiebige Entgiftung und Befreiung mit auffallender Zustandsverbesserung erzielt ist.

Das Auslaugebad

Das Auslaugebad oder indifferente Bad nach Prof. Pirlet dient als Entgiftungsbad der rascheren Überwindung von Erkältungs- und Infektionskrankheiten (6). Es hat sich auch bei zahlreichen chronischen Störungen sehr bewährt.

Temperatur:

Es handelt sich um ein Vollbad, dessen Wassertemperatur, mit dem Fieberthermometer gemessen (Wasserthermometer sind meist ungenau!), 37 °C beträgt. Bei Bedarf kann man aber das Wasser etwas wärmer oder kühler einlaufen lassen, da es in erster Linie darauf ankommt, dass die Temperatur als noch angenehm und behaglich empfunden wird. Bei Fieber soll die Wassertemperatur etwa 1–2 °C unter der Mundtemperatur betragen! Schwitzen ist auf jeden Fall zu vermeiden!

Durchführung:

- Zur Zeitkontrolle stellt man eine Uhr zurecht, legt sich bis zum Hals unter das Wasser und bleibt 10 Minuten entspannt liegen.
- Dann steht man auf und seift den ganzen Körper mit einfacher unparfümierter Seife gründlich ein.
- Danach legt man sich weitere 30–45–60 Minuten entspannt in das Bad zurück, wobei man auch lesen kann. Tritt ein Gefühl der Überwärmung ein, dann muss man kühles Wasser zulaufen lassen, bei Fröstelgefühl hingegen etwas warmes Wasser. Ansonsten darf die Wassertemperatur nicht verändert werden!
- Danach steht man wieder auf, seift nochmals den Körper stark ein und bürstet ihn in strich- und kreisförmigen Bewegungen wohltuend aber nie schmerzhaft ab; zunächst Hände und Arme, dann Füße und Beine, zuletzt den Rumpf.
- Zum Abschluss bleibt man nochmals 10 Minuten im Bad liegen, trocknet sich dann ab und legt sich ins Bett.

Wirkung:

Durch das Bad sehen jetzt Finger und Zehen ausgelaugt wie Wäscherinnenhände aus. Auch die Schmutzschicht, die sich am Badewannenrand gebildet hat, zeigt ein Ergebnis der „Auslaugung". Es ist lehrreich, dass diese Schicht umso dicker und schmutziger wird, je länger und öfter man die Bäder anwendet: So deutlich zeigt sich die Steigerung der Entgiftungsfunktion der Haut (7). Dabei ist die Anwendung der Seife wesentlich; sie macht den Säuremantel der Haut durchlässiger, lässt Giftstoffe besser die Hautschranke durchwandern und zieht sich nach außen. Die zweite Seifenabwaschung vor Badeabschluss bezweckt ein Herauslaugen jener Krankheitsstoffe, die sich gerade noch in der Haut auf dem Wege nach außen befinden. Die Entgiftungsweise des Auslaugebades unterscheidet sich grundsätzlich von der Wirkung der Schwitzpackung oder Serienwaschung. Bei letzteren Maßnahmen erzeugt der Körper aktiv Schweiß, während ihm beim Auslaugebad Giftstoffe passiv entzogen werden.

Grundsätzliches:

Wirkungsweisen

Die jeweils wirkungsvollsten Maßnahmen sofort herauszufinden, das ist die Kunst des Arztes. Mit etwas Einfühlungsvermögen in den Kranken und dessen Reaktionsweise gelingt dies fast immer.

Bei natürlichen Heilweisen darf man nie etwas gewaltsam erzwingen wollen, man muss immer mit der Natur des Kranken und nicht gegen sie vorgehen. Das heißt: Wenn der Kranke auf eine Methode nicht besonders erfolgreich anspricht (zum Beispiel kommt er nicht gut zum Schwitzen), so soll man nicht unbedingt mit Schwitzmethoden den Erfolg erzwingen wollen! Dann geht man auf eine dem Kranken besser entsprechende Entgiftungsmaßnahme wie Auslaugebad oder Rumpfreibebad über. Aus diesem Grund ergeben gerade jene Heilmaßnahmen, die verschiedenartige Wirkungsweisen erzielen, eine wertvolle Ergänzung und Bereicherung der Therapie. Bei dem einen Kranken wird man mit diesem Verfahren, bei dem Anderen aber mit jenem rascher zum Ziel gelangen. Das Auslaugebad ist besonders abends vor dem Einschlafen zweckmäßig, da es auch, wenn es nicht zu warm war, die Schlaftiefe und Erholung während der nächtlichen Ruhe steigert. Das Bad kann täglich genommen werden.

Auslaugebad bei Schlafstörung:

Während der letzten 10 Minuten lässt man langsam kalt zufließen, bis die Badetemperatur auf 35–34 °C absinkt. Man trocknet sich nur oberflächlich ab und geht zu Bett. Die Schlaffähigkeit wird deutlich verbessert.

Sonstige Anwendung des Auslaugebades:

Das Bad eignet sich als Daueranwendung (1–5-mal pro Woche) besonders bei Rheuma-, Gicht-, Ischiaskranken. Aber auch bei den meisten anderen chronischen inneren Leiden ist es wertvoll, weil auch bei diesen immer Entgiftung, Entschlackung, Entlastung über die Haut benötigt wird. Grundsätzlich sind allen Menschen (besonders Rheumatikern), deren Haut nicht besonders schwitzfähig ist, hautertüchtigende Anwendungen anzuraten (siehe „Blut- und Säftereinigung" [9]). Regelmäßige Auslaugebäder machen die Haut besonders weich, rein und elastisch, bewirken somit auch ein hervorragendes kosmetisches Resultat.

Zusammenfassung

Das Auslaugebad ist ein wirkungsvolles Entgiftungsbad, das anstelle der Schwitzmethoden oder als Ergänzung angewendet wird. Es handelt sich um ein 50–80 Minuten dauerndes Vollbad bei 37 °C, bei dem die Wassertemperatur nur etwas reguliert werden darf, so dass weder Überwärmung noch Kältegefühl auftritt. Wichtig ist die zweimalige Einseifung, welche die Entgiftung („Auslaugung") des Körpers über die Haut unterstützt. Nach dem Bad tritt Entspannung, deutliche Erleichterung und wohlige Müdigkeit auf.

Das Rumpfreibebad nach Louis Kuhne

Zitat

Abkühlung durch Rumpf-reibebäder und Wieder-erwärmung ist so oft zu wiederholen, als noch Fieber auftritt.
Louis Kuhne (1835–1901)

In den vorigen Kapiteln wurden besonders machtvoll eingreifende Heilverfahren besprochen. Diesen steht das Rumpfreibebad nach Kuhne nicht nach: In mancher Hinsicht überbietet es sogar die anderen Anwendungen, da es die einzige Methode ist, die direkt und gleichzeitig alle vier Ausscheidungssysteme des Organismus anregt: Den Darm, die Nieren, die Haut und die Lungen. Dadurch kommen Wirkungen zustande, die das Rumpfreibebad zur Vorbeugung und Behandlung akuter Infekte nahezu unersetzlich machen. Im Vordergrund steht die entgiftende, fiebersenkende und kreislaufbelebende Wirkung.

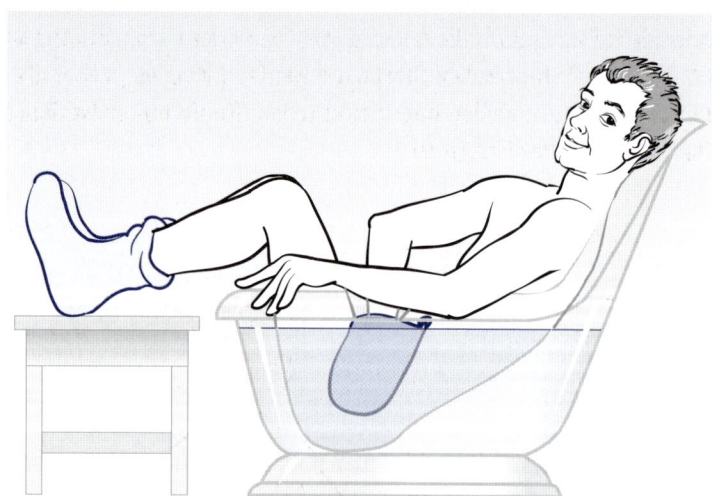

Abb 7
Rumpfreibebad nach
Originalvorschrift

Grundsätzliches:

Ein Gesetz der Naturheilkunde heißt: Kälte immer nur auf Wärme! Daher darf keine frierende Person, auch wenn sie nur kalte Hände oder Füße hat, eine kalte Wasseranwendung (kühles Bad, kalte Wickel) erhalten. Zuerst muss für volle Erwärmung gesorgt sein. Auch das Rumpfreibebad setzt voraus, dass der Badende und der Baderaum durchwärmt sind. Fiebernde und gleichzeitig fröstelnde oder nur fröstelnde Patienten gehören in das ansteigende Bürstenhalbbad (Seite 33).

Sitzweise

Die einzige Schwierigkeit des Rumpfreibebades ergibt sich aus der vorgeschriebenen Sitzweise. Nach Originalvorschrift soll das Bad nämlich in der Sitzbadewanne durchgeführt werden (Abb. 7).

Heute verfügen aber nur noch die wenigsten über ein solches Gerät. Bei Kindern behilft man sich mit den jetzt üblichen (Plastik-)Kinderbadewannen, wobei die Füße entweder aus der Wanne herauszustellen oder an den Wannenrand anzulegen sind (Abb. 8). Dies gelingt selbst bei kleinen Kindern gut. Bei den ganz Kleinen hält eine Hilfsperson die Füße außer Wasser, während eine andere die Waschungen durchführt. Erwachsene behelfen sich auch mit einer breiteren Kinderbadewanne, die in die Normalbadewanne gestellt wird (Abb. 9), oder sie stellen einfach die Beine an die Wand der Normalwanne an (Abb. 10). Bei chronischen Störungen wie Darmträgheit, Leber-Gallenschäden, Nierenleiden oder chronischem Kopfschmerz ist dieses Bad besonders bewährt (8, 9).

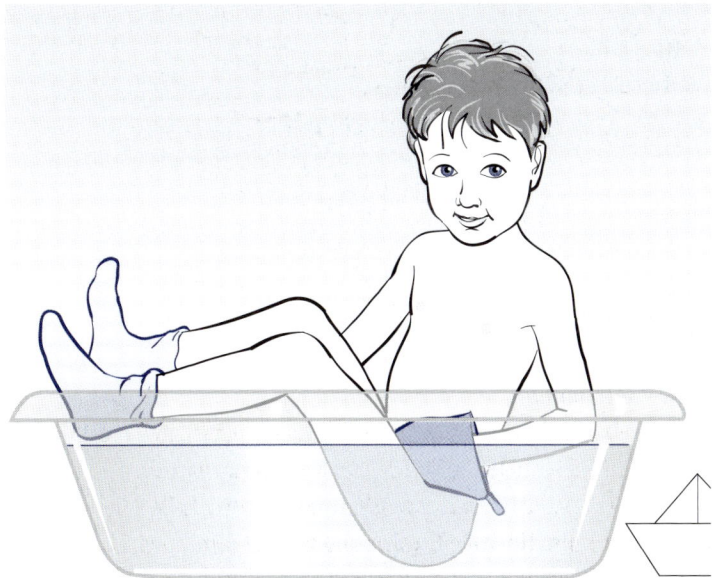

Abb. 8
So ist es richtig: Füße aus der Wanne heraus halten

Wassertemperatur:

Diese ist individuell, vorerst zwischen 30 und 22 °C, zu bemessen. Für abgehärtete Patienten und bei Fiebernden kann die Wirkung bei kühlen Temperaturen wesentlich günstiger sein. Man wird daher bei Fieber, gar bei höherem, das Wasser bei den Badwiederholungen von Mal zu Mal etwas kühler nehmen und es schließlich zwischen 18 und 14 °C temperieren. Bei kälteempfindlichen, schwachen und blutarmen Personen, besonders bei den ersten Bädern bei Kindern, beginnt man mit etwas weniger Wasser als normal und eventuell mit einer noch etwas wärmeren Temperatur als 30 °C, schüttet aber während des Bades langsam kalt zu, so dass allmählich die erwünschte Temperatur und Wassermenge erreicht wird. Häufig empfindet der Badende die Temperatur als zu lau, dann sollte man unbedingt noch mehr kaltes Wasser zulaufen lassen.

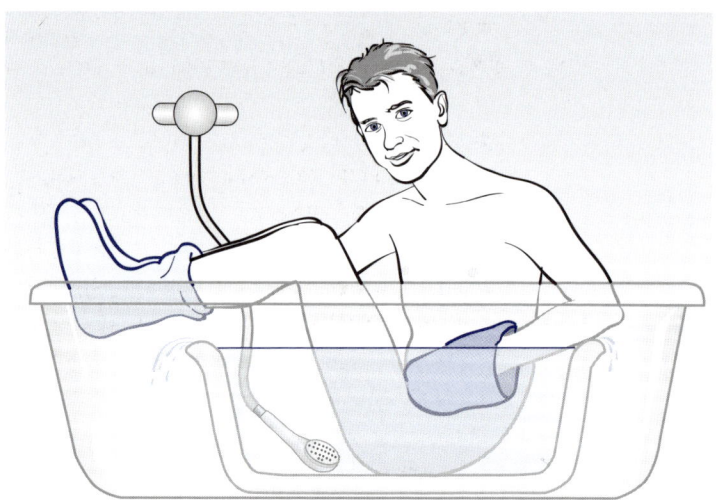

Abb. 9
Die Kinderbadewanne in der großen Wanne erfüllt den Zweck

Durchführung:

Der Badende stellt eine Uhr in Sichtweite, entkleidet sich, zieht warme Wollsocken an und setzt sich, ohne diese zu benässen, rasch in die vorgeschriebene Badestellung, die möglichst entspannt eingenommen werden soll. Das kühle Wasser reicht bis Nabelhöhe und wird im ersten Augenblick als ziemlich frisch empfunden, doch schwindet die-

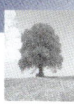

ses Gefühl in Kürze und macht einem wohligen Belebungsgefühl Platz, besonders wenn man tiefer atmet und sofort mit dem erwärmenden lebhaften Waschen einsetzt: Bis Badeschluss wird unentwegt unter Wasser der ganze Unterleib vom Nabel abwärts und seitwärts mit einem Badeschwamm oder allenfalls rauen Tuch (Jute, grobe Leinwand, Waschlappen) leicht frottiert, gewaschen oder gerieben, nicht jedoch stark hin- und hergescheuert. Man fährt in größeren und kleineren Zügen vor allem am Unterbauch hin und her, hinunter und hinauf (Darmanregung!). Dabei soll die Bauchdecke entspannt und weich sein, was man zeitweilig durch Anhalten des Atems, währenddessen weitergerieben wird, noch fördern kann. Auch die Leisten-, Scham- und Kreuzbeingegenden werden bearbeitet, dann folgen wieder Reibestriche quer über den Bauch, bis allgemeine Erfrischung und vollständige milde Abkühlung erreicht ist.

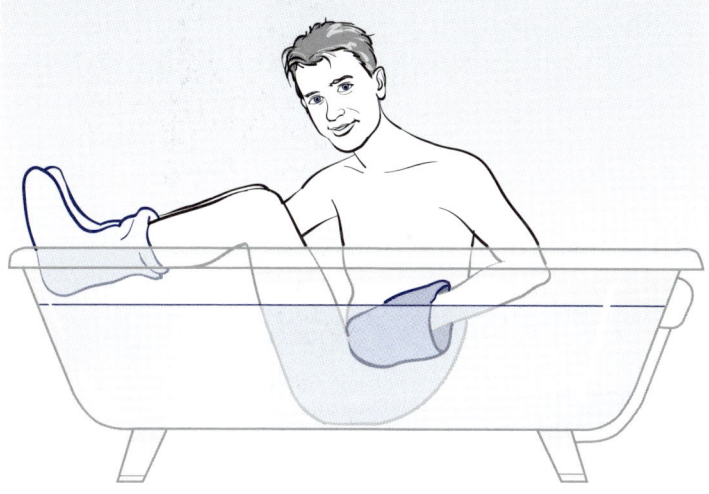

Abb 10
Die Füße auf den Wannenrand stellen

Badedauer:
Sie hängt vom empfinden des Badenden ab. Durchschnittlich badet man 10 Minuten, anfangs oft nur 5–7 Minuten und später oft sogar bis 15 (– 20) Minuten

Badeabschluss:

Nach dem Abtrocknen zieht der Kranke eine warme Pyjama- oder Unterhose an und legt sich sofort zu Bett. Nun ist für besonders gute Wiedererwärmung durch warme Bedeckung, Wärmeflasche(n), Heißduschen der Beine und/oder heißen Kräutertee zu sorgen. Mäßige Schweißerzeugung ist anzustreben. Das Zimmer ist zu lüften. Wird das Bad aus Vorbeugungsgründen genommen, braucht man sich danach nicht niederzulegen, sondern zieht sich warm an und bewegt sich. Bei häufigem Baden, auch bei einer Wassertemperatur von 14 °C, fühlt man sich schon während des Bades wohlig durchwärmt und bleibt es auch danach.

Wirkung:

Das Rumpfreibebad befreit den Körper von Krankheitsgiften. Es verbessert die Durchblutung des Darmes und der Leber und facht ihre Tätigkeit an; es entgiftet über die gewaschenen Hautpartien; es steigert die Nierenfunktion, erkenntlich am vermehrten Harnabgang nach dem Bad; und es erzeugt eine automatisch vertiefte Atmung, wodurch mehr Kohlensäure und andere schädliche gasförmige Substanzen ausgeschieden werden. Das Bad beseitigt Vergiftungserscheinungen wie Kopfschmerzen, Benommenheit, Fieberdelirien meist schlagartig, befreit Nase und übrige Atemwege, sogar bei Schnupfen und Luftröhrenkatarrh, fördert den Auswurf und verbessert überzeugend Herz- und Kreislaufzustand.

Fiebersenkung:

Die Reibebäder setzen meist das Fieber herab oder erzielen Entfieberung. Gelingt dies nicht sogleich, so bringt doch jedes Bad Kräftigung und Zustandsverbesserung. Die Wiederholungsbäder sind meist etwas kühler und länger zu nehmen. Verbleiben trotz des Bades zu viele Giftstoffe im Körper, dann hält das Fieber meist noch unverändert an; die weiteren Entgiftungsmaßnahmen wie Einläufe und Rumpfreibebäder, eventuell im stündlichen Wechsel, auch schweißtreibende Maßnahmen oder wärmeentziehende Wickel sorgen dann im Allgemeinen nach 1–2–3 Tagen für endgültige Abfieberung. Trotz ärztlichen Anratens wagen es manche Eltern nicht, ihrem hochfiebernden Kind das kühle Reibebad zu verabreichen. Sie sollten es aber gerade dann tun, weil es bei hohem Fieber besonders benötigt wird. Sie werden dankbar die gute Wirkung feststellen. Der Verfasser verordnet das Rumpfreibebad bei den allermeisten Fieberfällen und außerdem stets im Anschluss an Schwitzmaßnahmen – gleichgültig, ob es sich um Erkältungsfolgen, Scharlach, Lungenentzündung, Impffieber, eitrige Mandelentzündung, Mittelohrentzündung oder fieberhafte Prozesse im Zusammenhang mit der Zahnung bei Kleinkindern handelt, gerade in Fällen mit bedrohlichen Erscheinungen hat sich das Rumpfreibebad, und zwar besonders als Serie, etwa drei- bis viermal am Tag, überzeugend bewährt.

Verkühlung:

Ängstliche Naturen scheuen sich aus Furcht vor Verkühlung, das Rumpfreibebad anzuwenden. Dies ist gerade verkehrt. Bei richtigem Vorgehen kann dieses Bad niemals Erkältungen verursachen, wohl aber Erkältungs- und Infektionskrankheiten vorbeugen und bekämpfen. Für Fieberkranke gilt außerdem der Satz: Ein fiebernder Mensch erkältet sich nicht!

Das Rumpfreibebad mit beständigem Reiben des Unterleibes im kühlen Wasser belebt den Kreislauf und aktiviert die Entgiftungsfunktionen von Darm, Nieren, Lunge und Haut. Außerdem senkt es das Fieber und wirkt als erstrangiges Vorbeugungs- und Behandlungsmittel bei erkältungs- und Infektionskrankheiten.

Zusammenfassung

Die kalten Wickel

Zitat

Was ein Wickel bewirkt, sieht man am besten, wenn das gebrauchte Tuch ausgewaschen wird. Ist das Tuch vor dem Wickel rein, so wird es nach Gebrauch ein reines Wasser ganz trübe machen. Es kommt öfters vor, dass so ein Wickeltuch eine gelbe Farbe bekommt wie bei Gelbsüchtigen, die sehr hart herauszubringen ist.
Sebastian Kneipp
(1821–1897)

Da Kälte immer nur auf Wärme gesetzt werden soll, dürfen kalte Wickel nur am gut durchwärmten Körper angelegt werden. Man unterscheidet zwei Hauptarten von kalten Wickeln:

1. Die wärmeentziehenden Wickel

Sie werden bei ganz akuten Entzündungen und Fieber angewendet. Sie ziehen schädliche Hitze ab, beseitigen am Anwendungsort lokale Kreislaufstauungen und fördern dort frische Blut- und Sauerstoffzufuhr. Außerdem wirken sie entzündungsrückbildend, giftableitend und fiebersenkend.

Technik:

Ein gröberes, gut aufsaugfähiges Leinentuch wird in kaltes Wasser eingetaucht und nur leicht ausgewunden, so dass das Tuch noch relativ viel Flüssigkeit behält. Darüber kommt ein dickes wollenes oder ein Frottee- oder Schafwolltuch, das größer als das feuchte Tuch ist und dieses abdichtet. Sobald der Wickel gut durchwärmt ist, was meist nach etwa 20–45 Minuten erreicht ist, soll er abgenommen und erneuert werden.

2. Die wärmeerzeugenden Wickel

Sie werden häufig bei älteren Prozessen, Entzündungen und Katarrhen bevorzugt. Allmählich nehmen die Wickel die Hauttemperatur an, dunsten, stauen die langsam ansteigende Wärme zurück und durchwärmen heilsam die erkrankte Region.

Technik:

Sie ist gleich wie bei 1., jedoch wird das Leinentuch stark ausgewunden und der Wickel erst knapp vor Schweißausbruch (etwa nach 1–1 $\frac{1}{2}$ Stunden) abgenommen.

Wird jedoch eine schweißtreibende Wirkung erwünscht, was bei akuten Erkältungszuständen und Infektionskrankheiten der Fall ist, dann lässt man den wärmeerzeugenden Wickel noch länger liegen und verabreicht heißen Schwitztee. Eine halbe Stunde nach Schweißausbruch nimmt man den Wickel ab, wäscht die Körperstelle lauwarm ab und bringt den Patienten 30–60 Minuten lang in eine etwas lockere Trockenpackung. Tritt beim wärmeerzeugenden Wickel nicht schon nach wenigen Minuten wohliges Wärmegefühl auf, wird mit einer heißen Wärmeflasche nachgeholfen.

Allgemeines:

Das feuchte Innentuch und das darüber gelegte Woll- oder Frotteetuch müssen faltenlos straff anliegen. Letzteres muss oben und unten einige Zentimeter über das feuchte Tuch ragen, damit sicherer Luftabschluss ermöglicht ist. Das Außentuch kann auch noch durch angenähte Bänder oder notfalls Sicherheitsnadeln befestigt werden. Jeder Wickel, der unangenehm empfunden wird, ist unbedingt wieder abzunehmen. Er wurde dann fast immer fehlerhaft angelegt. Nach jeder Wickelabnahme ist die behandelte Stelle lauwarm abzuwaschen. Benützte Wickeltücher dürfen erst nach ihrer Säuberung neuerlich verwendet werden.

Der Halswickel

1. Der wärmeentziehende Halswickel

Er wird bei drohenden, beginnenden und akuten Entzündungen im Nasen-, Hals-, Rachen- und Mundhöhlenbereich, zum Beispiel bei akutem Schnupfen, akuter Halsentzündung, beginnender Heiserkeit, akuter Mandelentzündung, Seitenstrang-Angina, mehrfach wiederholt angewendet. Um das leicht ausgewundene Leinentuch, das feucht gerade einmal um den Hals reichen soll, werden 1–2 trockene Schals so umgewunden, dass durch letztere eine bis gut an die Ohren heranreichende trockene „Halskrause" entsteht.

2. Der wärmeerzeugende Halswickel

Dieser wird bei schon länger bestehenden oder fortgeschrittenen Prozessen bevorzugt, wie zum Beispiel bei vereiterten Mandeln, die zur ra-

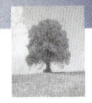
scheren Abheilung zunächst noch „herauskommen" oder „reif" gemacht werden sollen; weiterhin bei älteren Grippalinfekten oder sonstigen Infektionskrankheiten mit Nasen-, Hals-, Rachenbeteiligung.

Bestehen Zweifel darüber, welche Wickelart vorzuziehen sei, dann entscheidet die Reaktion des Patienten. Er selbst verspürt meist deutlich, welche Wickelart und welche Dauer ihm am wohlsten tut und ihn am besten entlastet.

Der Brustwickel

1. Der wärmeentziehende Brustwickel

Dieser Brustwickel hat sich bei akuten fieberhaften Erkrankungen der Atemwege, beginnender Bronchitis, Rippenfell- und Lungenentzündung, auch im Verlaufe der verschiedenen Infektionskrankheiten, bei wiederholter Anwendung sehr bewährt. Er lindert den akuten Prozess und senkt das Fieber.

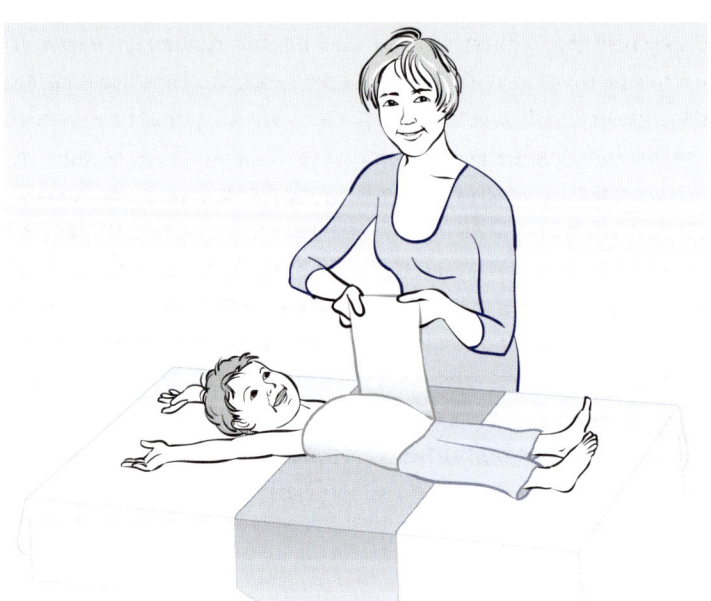

Abb. 11
So wird ein Brustwickel
angelegt

2. Der wärmeerzeugende Brustwickel

Diesen sollte man bei schon etwas älteren Bronchialkatarrhen, Husten, Bronchitis, Lungenentzündung anlegen. Tritt nicht schon bald Durchwärmung ein, kommt auf die Brust eine heiße Wärmeflasche.

Anlegung des Brustwickels:
Zunächst breitet man das wollene Außentuch auf dem Bett aus, legt darauf das entsprechend ausgewundene leichte Innentuch, so dass das Außentuch noch vorragt, und streicht beide faltenfrei. Der Kranke legt sich in die Mitte der Tücher, wobei zunächst die Enden des feuchten Tuches, dann die des trockenen Tuches straff um den Leib gewickelt und befestigt werden (Abb. 11). Ein Nachthemd, eine Pyjamajacke oder ein weiter Pullover können vorsichtig darüber angezogen werden, wobei der Wickel auf keine Fall verrutschen darf.

Der Leibwickel nach Priessnitz

Dieser wird in den meisten Fällen, auch bei fieberhaften Prozessen, als wärmeerzeugender Wickel angewendet, weil er die Durchblutung des Bauchraumes verbessert, Stauungen aus dem Kopf- und Brustbereich abzieht und damit einen benommenen Kopf und eine beengte Atmung befreit. Er fördert die Entgiftungsfunktionen von Darm und Leber und gehört somit zu den wichtigsten Unterstützungsmitteln der Infektbehandlung. Der „Priessnitz-Wickel" kann abends angelegt werden und, wenn er nicht stört, die ganze Nacht über auf dem Bauch bleiben. Die Anlegung erfolgt dem Brustwickel entsprechend, wobei noch eine große Unterhose oder Pyjamahose über den Wickel angezogen werden kann. Morgens sollen dann beide Tücher gut warm und trocken sein. (Der Leibwickel wird unter anderem auch bei chronischen Störungen, als Schlafförderer, Nervenkräftiger oder Verdauungsanreger angewendet.)

Das Salzhemd

Es ist bei akuten Ausschlags- und Hautkrankheiten der Kinder, bei stark schuppender Haut und bei bronchialasthmatischen Zuständen anzuwenden. Bei Beginn von Masern, Röteln, Scharlach ist es besonders wertvoll, weil diese Krankheiten so rasch und so intensiv wie möglich in ihr „Blütestadium" gebracht werden sollen. Je stärker der Hautausschlag erblüht, desto mehr Giftstoffe gehen über die Haut nach außen und desto leichter tritt Heilung ein. Gerade bei zu schwachen Ausschlägen treten gerne Komplikationen auf.

Technik:

Auf 1 Liter Wasser von 25 °C gibt man 1–2 Esslöffel Kochsalz, mischt durch und taucht ein altes Hemd oder Nachthemd mit langen Ärmeln ein, das aus möglichst grob gewobenem Leinen oder Weißzeug besteht. Kunstfaserstoffe wie Nylon sind ungeeignet. Das Hemd wird gut ausgewunden (wärmeerzeugender Wickel!) und dem Kranken schnell angezogen. Dieser legt sich auf ein schon vorher ausgebreitetes großes trockenes Flanelltuch, wobei zuerst das feuchte Hemd dem Körper faltenlos eng angestrafft wird. Nun packt man den Kranken mit angelegten Armen in das Trockentuch ein und deckt ihn wie bei der Schwitzpackung (Seite 37) mit Wolldecken zu. Bei Kältegefühl werden heiße Wärmeflaschen und Kräutertee gegeben. Nach einer Stunde oder schon früher, wenn deutliche Schwitzzeichen auftreten, wird die Packung abgenommen. Nach lauwarmer Abwaschung folgt Nachruhen im Bett. Das Salzhemd kann täglich einmal verabreicht werden, bis der Ausschlag voll entwickelt ist.

Die Essigstrümpfe

1. Als wärmeentziehende Wickel

Bei allen fieberhaften Prozessen dienen sie der Auflösung, Ableitung und Ausscheidung der Krankheitsstoffe; sie ziehen Hitze und Gifte aus dem Körperinneren an die Peripherie und senken das Fieber, wobei die nassen Strümpfe erneuert werden müssen, sobald sie heiß geworden sind (oft schon nach 7–10 Minuten). Dies kann man so oft wiederholen, bis Abfieberung eingetreten ist.

2. Als wärmeerzeugende Wickel

Sie werden über die ganze Nacht angelegt, bewirken zwar keine Fiebersenkung, jedoch auch Ableitung und Ausscheidung von Krankheitsstoffen im Bereich der Füße, wodurch der Heilprozess unterstützt wird.

Technik

Zuerst überzeugt man sich, ob die Füße des Kranken warm sind. Nur dann darf der Wickel angelegt werden! Baumwollene Strümpfe, die bis an die Knie reichen, werden in frischkaltes Wasser eingetaucht, dem zum stärkeren Anreiz der Haut ein Schuss Weinessig beigefügt wurde. Die Strümpfe werden der Wickelart entsprechend ausgewunden und sogleich angezogen. Darüber kommen dicke trockene Wollstrümpfe, welche die feuchten Strümpfe überdecken.

Als Abschluss des Kapitels „Wickel" sei der Ausspruch des Leibarztes des Fürsten Bismarck, Dr. Schwenninger, zitiert: „Ein guter Arzt heilt mit einem nassen Handtuch mehr als ein schlechter mit einer ganzen Apotheke.

Zusammenfassung

Vor Anlegung eines kalten Wickels muss geklärt sein, ob Wärmeentzug oder Wärmeerzeugung erforderlich ist. Wärmeentziehende Wickel, mehrfach wiederholt, wirken bei akuten Entzündungen, Hitzezuständen, Fieber, lokalen Kreislaufstauungen auflösend, ableitend, ausscheidend und damit entlastend und befreiend. Wärmeerzeugende Wickel bringen hingegen bei länger bestehenden oder fortgeschrittenen Prozessen, Entzündung und Katarrhen eine gute Durchblutung, heilsame Durchwärmung und Entgiftung der behandelten Körpergegend und bei längerer Anwendung eine schweißtreibende Wirkung hervor. Wickel ermöglichen gezieltes Vorgehen mit Steuerung und Beschleunigung der heilsamen Naturvorgänge.

Die Inhalationen

Bei Schnupfen, Kiefer- und Stirnhöhlenentzündungen, Katarrhen von Rachen, Kehlkopf, Luftröhre und Bronchien, eitrigen Bronchitiden usw. stellt das Einatmen heißer Dämpfe eine bewährte Hilfe neben der Grundbehandlung dar.

Durchführung:
Man nehme einen breiten Kochtopf und bringe etwa 2 Liter reines Wasser (für Kräuterinhalationen) oder Salzwasser (für Salzinhalationen) zum Kochen. Danach stellt man den mit einem Deckel zugedeckten Topf mit dem kochenden Inhalt auf einen Hocker. Der Kranke entblößt den Oberkörper (weil auch die Haut Stoffe aufnimmt), setzt sich zum Topf und zieht ein Badetuch oder eine Wolldecke über Rücken, Kopf und Topf. Die Decke soll abdichten, damit wenig Außenluft in das „Zelt" gelangt.

Nun lüftet der Kranke mit einem Tuch (weil der Topfdeckel zu heiß ist) den Deckel, und zwar so weit, als er die Menge der aufsteigenden heißen Dämpfe gerade noch gut vertragen kann, schließt ihn beim Ausatmen und dosiert sich jeweils seine Inhalationsmenge. Über die Öffnung gebeugt atmet er tief durch Nase und Mund aus und ein. Dabei schiebt er den Deckel immer weiter zurück, bis er aus dem ganz offenen Topf in vollen Zügen inhaliert (Abb. 12). Lässt die Dampfentwicklung nach 10 bis 15 Minuten deutlich nach, nimmt man die Decke ab, setzt sich eine Wollmütze auf, die auch Stirn und Ohren bedeckt, oder wickelt einen Wollschal entsprechend um, damit die Durchwärmung des Kopfes anhält. Unabgetrocknet legt man sich zu Bett und dunstet nach.

Inhalate:
Verschiedene Heilkräuter zeigen eine milde, desinfizierende, die Atmung befreiende, entzündungshemmende und schweißtreibende Wirkung bei akuten Zuständen wie akuten Katarrhen der oberen Luftwege, Fließschnupfen, Bronchitis, Niesen, Kratzen in Nase und Rachen, auch bei Kleinkindern und Altersbronchitis.

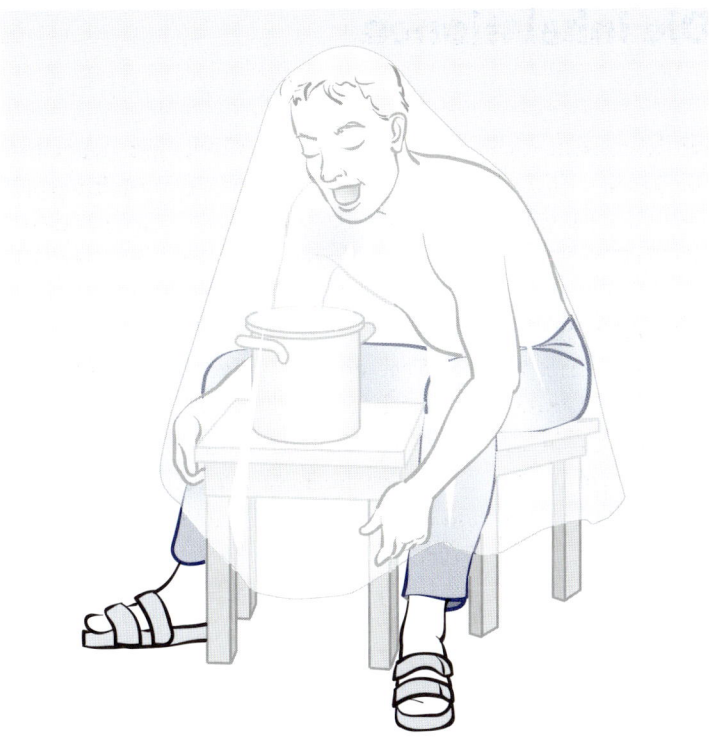

Abb. 12
In tiefen Zügen die heilenden
Dämpfe einatmen

● **Kamillendämpfe**

Kamillenblüten (eine Hand voll) werden auf dem Boden eines Gefä-
ßes aufgestreut, kochendes Wasser darüber gegossen und die heißen
Dämpfe eingeatmet.

● **Rachen-Inhaliertee**

Salbeiblätter (Foliae Salviae officinalis) und Käsepappel-(Rossmal-
ven-)blätter (Foliae Malvae silvestris) zu gleichen Teilen gemischt und
wie Kamille angewendet. Salbei wirkt bei Verletzungen, Entzündungen und Eiterungen im Mund-Rachen-Raum: die schleimreiche Mal-
ve kräftigt durch ihre zusammenziehende und entzündungshemmende Wirkung (Gerbstoffe) die Schleimhäute und schützt sie durch
Bildung eines Schleimüberzuges.

● **Zwiebeldämpfe** (bei Schnupfen, Grippalinfekt, Bronchitis)

Die in Zwiebeln enthaltenen scharfen Öle erzeugen durchblutungs-

59

steigernde, desinfizierende und heilsame Wirkung auf die Atemwege. Ein etwa nussgroßes Stück einer rohen Zwiebel wird zerschnitten, zerhackt und etwas gequetscht in das kochende Wasser gegeben. Einmal aufwallen lassen und den Dampf inhalieren.

● **Heilkräuterdämpfe** (bei Schnupfen, Grippe, Bronchitis)
Folgende Heilkräuter, jedes für sich oder alle gemeinsam, von jedem 2–3 Prisen in das kochende Wasser gegeben, evtl. auch gemeinsam mit Zwiebel, sind wirksam:
– Kapuzinerkresse (Tropaeolum majus): Ihr scharfes Tropaeol-Öl entfaltet die Wirkung eines (unschädlichen) pflanzlichen Antibiotikums der Atemwege.
   Brunnenkresse (Nasturtium aquat.): Ihr scharfes Senföl wirkt ähnlich der Kapuzinerkresse, entgiftet und befreit die Atemwege. Beide Arten entfalten auch, wenn mit etwas Brot gegessen, heilsame Wirkung.
– Zinnkraut (Equiset. Arvense): Bildet Schleimhautschwellung und -entzündung zurück.
– Salbeiblätter (Foliae Salviae offiz.) hemmen Reiz- und Entzündungszustände, fördern ihre Rückbildung.
– Thymiankraut (Thymus vulgaris): Löst Schleim und Krampf, fördert Auswurf und desinfiziert. Als Tee getrunken ist es das Hustenkraut Nr. 1: Was die Pfefferminze für den Magen, ist der Thymian für die Bronchien.

Bei älteren Prozessen eignen sich Mischungen wie:
● **Bronchitis-Inhaliertee**
Pfefferminzblätter 50 g (Fol. Menthae piperit.) – befreien die Atemwege
Schlüsselblumenblüten 40 g (Flor. Primulae officin.) – schleimlösend, auswurffördernd
Sauerampferwurzel 30 g (Rad. Rumicis acetos.) – blutreinigend und kräftigend
Zinnkraut 20 g (Equisetum arvense) – entzündungshemmend, lungenkräftigend
Gemischt und zubereitet wie Kamillendämpfe (Seite 59).

Salzinhalationen

Kochsalz, besser Meersalz und besonders Emsersalz, in kochendem Wasser gelöst und inhaliert, löst festsitzende Schleime, lindert Reizhusten und macht die Atemwege freier.

Pflanzenölinhalationen

Eukalyptusöl (Oleum Eucalypti), Kiefernöl (Oleum Pini silvestris), Latschenöl (Oleum Pini pumilionis) und andere befreien die Atmung und eignen sich auch bei älteren Katarrhen und Keuchhusten. Man nimmt insgesamt 50 Tropfen auf 1 Liter kochendes Wasser zur Inhalation.

Fertigpräparate zum Inhalieren

Sie beinhalten meist Pflanzenöle, Menthol und Kampfer und erweisen sich als hilfreich.

Ein hervorragendes Naturheilmittel stellt das Physio-JHP (Japanisches Heilpflanzenöl) dar. Man träufelt davon 1–2 Tropfen auf ein Taschentuch, das man beim Niederlegen über das Gesicht ausbreitet, tropft 1 Tropfen auf die Zunge und reibt die Oberlippe ein, so dass die intensiv wohlriechenden Minzedüfte eingeatmet werden. Dies reißt die Nasenwege wieder auf (auch bei Stockschnupfen) und schwellt die Schleimhäute ab. So wird Weiterverbreitung des Prozesses behindert und rasche Erleichterung erzielt. Dieses Öl sollte in keiner Hausapotheke fehlen!

Eingeatmete heiße Dämpfe mit geeigneten Kräuterabkochungen, Salzen oder Pflanzenölen desinfizieren die Atemwege. Sie entlasten von schleimigen und eitrigen Sekreten, sie machen frei und hemmen die Entzündungsvorgänge, so dass raschere Heilung eintritt. Inhalationen sollten mindestens zweimal täglich genommen werden.

Zitat

Es ist ja nicht die Kälte, die heilt, sondern die Wärme, die durch das kalte Wasser erzeugt wird.
Vinzenz Priessnitz (1799–1851)

Zusammenfassung

Weitere natürliche Heilweisen

Um die Übersichtlichkeit der bisher beschriebenen Maßnahmen nicht zu beeinträchtigen, sei hier zunächst nochmals auf die Kapitel „Allgemeine Behandlungsrichtlinien" (Seite 18) und auf das grundsätzliche Behandlungsschema (Seite 83) verwiesen. Im Allgemeinen reichen die angeführten Methoden für naturgemäße Behandlung akuter Infekte aus. Wer aber die beschriebenen Heilverfahren schon praktisch kennen und schätzen gelernt hat, der sollte sich im Laufe der Zeit auch noch mit einigen weiteren Maßnahmen vertraut machen, da jede einzelne Methode ihren eigenen Angriffspunkt besitzt und ihre eigenen speziellen Effekte hervorruft. Je nach Konstitution, Lebensweise und Individualität sind bei dem einen Menschen *diese* Methoden, bei dem Anderen aber jene erfolgreicher. Die Kenntnis mehrerer Heilverfahren bietet somit den Vorteil größerer Auswahl und die Möglichkeit einer noch gezielteren, noch differenzierteren und der individuellen Eigenart des jeweiligen Kranken noch angemesseneren Vorgehensweise. Als natürliche Heilweisen, die sich dem Verfasser noch besonders bewährt haben, werden daher noch angeführt:

Das Reibesitzbad für Frauen von L. Kuhne

Dieses stellt eine ableitende Badebehandlung mit kühlem oder kaltem Wasser für Frauen dar (8, 9). Es entfaltet über die vegetativen Nerven und Blutgeflechte des weiblichen Genitales seine Hauptwirkung. Das „Frauenbad" kräftigt das gesamte vegetative Nervensystem, so dass vor allem die Reaktionslage verbessert und die Abwehrfähigkeit der kranken Frau gesteigert wird. Die Entgiftungsfunktionen von Nieren, Darm und Schleimhäuten der Geschlechtsteile werden intensiv angeregt. Der wohltuende giftableitende Effekt des Bades ist nach jeder einzelnen Anwendung wahrzunehmen.

Das Reibesitzbad für Männer nach L. Kuhne

Dieses entspricht etwa dem Reibesitzbad für Frauen, erreicht jedoch nicht in allen Fällen die gleichen überzeugenden Ergebnisse wie das Rumpfreibebad (8, 9). Bei Männern ist daher häufiger das Letztere vorzuziehen. Der Entgiftungs- und vegetative Umstimmungseffekt ist aber durchaus vorhanden. Bei Affektionen der Nieren, Blase, Harnröhre, Prostata und bei nervlich labilen Männern, bei Neurasthenikern und als nervenkräftigende Zusatzbehandlung ist das „Männerbad" hingegen unübertroffen.

Das Wassertreten nach Kneipp

Kurzes Wassertreten (Stapfen unter Hochheben der Beine) in der Badewanne, die bis Wadenhöhe mit kaltem Wasser gefüllt ist, wirkt als vorzügliches Ableitungs- und Abhärtungsmittel. Beim Verspüren des ersten Kältegefühls, das nach etwa 30 bis 60 Sekunden aufzutreten pflegt, hat der Badende sofort ohne sich abzutrocknen das Bett aufzusuchen und bei Bedarf für Wiedererwärmung zu sorgen. Wassertreten zieht das im Kopf- und Bauchbereich gestaute Blut nach unten, leitet Infektionsgifte an die Peripherie ab, entlastet den Kreislauf und senkt Fieber.

Das Trockenbürsten

Das Trockenbürsten (9) des ganzen Körpers verbessert die Hautdurchblutung und steigert die entgiftenden und kreislaufwirksamen Hautfunktionen („Kapillartraining"). Zweckmäßig wird direkt danach angeschlossen:

Das Wechselduschen oder die Wechselabreibung

Heißes und anschließend ganz kurzes kaltes Duschen oder feuchtes Abreiben (auch bei Erkältungskrankheiten, Fieber, aber richtig durch-

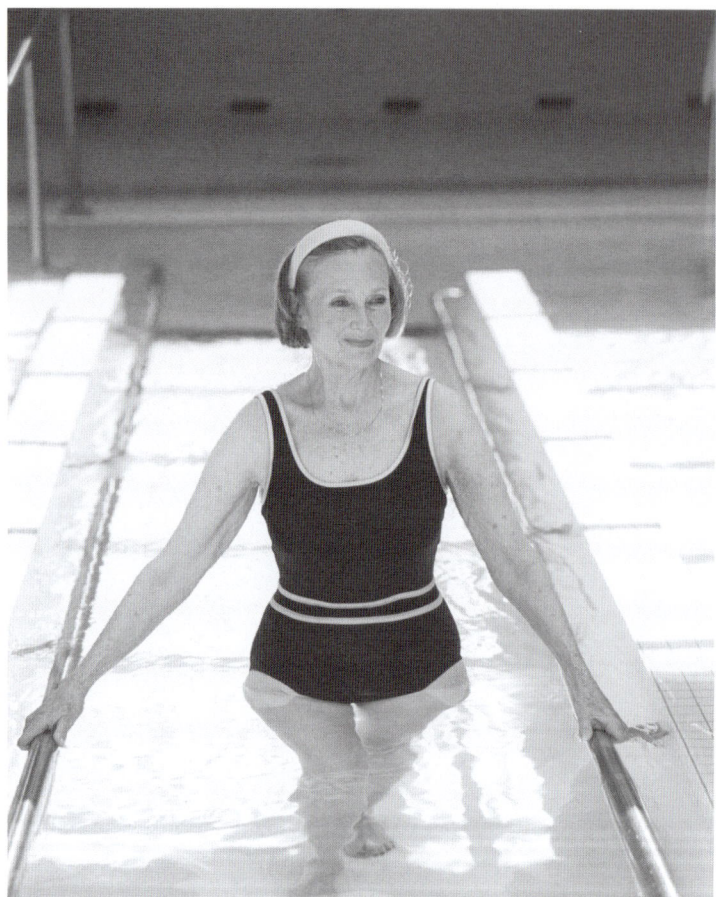

Wassertreten ist heilsam und trägt zum Wohlbefinden bei

geführt!) befreit die Haut von den in ihr haftenden Krankheitsstoffen, entgiftet sie, belebt die übrige Hauttätigkeit und regt die Zirkulation intensiv und wohltuend an ("Kapillartraining") (9).

Die Heilmassage

Von kundiger Hand durchgeführte Massagen verbessern das Ergebnis aller übrigen Anwendungen, Massagen unterstützen die Entgiftungsmaßnahmen, fördern die Ausscheidung der Infektionsgifte, der Stoffwechselschlacken und Ablagerungen, beleben den Kreislauf und zeigen darüber hinaus noch spezielle Wirkungen, je nach Massageart und -technik. Die mit der Hand durchgeführte Vibrationsmassage ist dabei besonders hervorzuheben, da sie die Organdurchblutung, beispielsweise von Leber, Darm, Nieren und Kopf verbessert. Dadurch ist gezieltes Vorgehen gerade auf die am meisten betroffenen Stellen möglich. Es gibt fast keine Erkrankungsart, deren Behandlung nicht durch richtige Massage wesentlich unterstützt werden kann.

Die Entgiftungsmassage von Laien ausgeführt

Hierbei handelt es sich um eine intensive Reibemassage, besonders der Rückenpartien, die auch von nicht speziell ausgebildeten Angehörigen vorgenommen werden kann. Sie erstrebt verbesserte Durchblutung des Rückenmarkes und regt dadurch wichtige vegetative Nervenzentren zu gesteigerter Abwehrleistung an. Außerdem belebt sie den Kreislauf und entgiftet über die geriebenen Hautpartien. Bei Durchführung ist die Technik dieser Massage genau zu beachten!

Die finnische Sauna

Regelmäßig angewendet, dient die Sauna in erster Linie der Gesunderhaltung durch Entschlackung und Entgiftung des Körpers, weiterhin der Abhärtung und körperlichen Leistungssteigerung. Sie wirkt vornehmlich auf Haut und Atemwege ein, aber auch auf Kreislauf, Stoffwechsel und Nervensystem. Bei Katarrhen der Atemwege, Schnupfen, Husten, Grippeinfekten wirkt die Sauna *nicht* als Heilmittel. Sie kann den Zustand erheblich verschlechtern.

Achtung!

Ein Saunabesuch kann bei Erkrankungen der Atemwege den Zustand auch verschlechtern

Wer schon die Heilkraft einiger natürlicher Heilmethoden kennen und schätzen gelernt hat, sollte sich noch mit weiteren Naturheilverfahren vertraut machen, weil die Möglichkeit der größeren Auswahl ein noch gezielteres und erfolgreicheres Vorgehen anbietet (siehe „Blut- und Säftereinigung" (9).

Zusammenfassung

Die Ruhe- und Wärmekur

Im Erkrankungsfall soll alles daran gesetzt werden, dass der Innere Arzt des Kranken möglichst ungestört die Abwehr- und Heilvorgänge vollziehen kann. Am besten ist Bettruhe, ohne Radio, ohne Fernsehen, ohne Störung der inneren Ruhe. Der Organismus soll jetzt die Gelegenheit erhalten, alle seine Kräfte und Energien konzentriert dem Wiedergesunden zuwenden zu können. Ausruhen, entspannen, schlafen, alle beruflichen und sonstigen Sorgen beiseite lassen – all das sollte man jetzt in Form einer inneren seelisch-geistigen und einer äußeren Ruhekultur bewusst pflegen. JETZT(!) ist der Zeitpunkt gekommen, wo auch der ansonst betriebsamste Mensch lernen soll, alle Hektik und Unruhe fallen zu lassen und geduldig Stille zu pflegen. Nur so wird er den Gesundungsverlauf wirksam unterstützen.

Auch die Anwendung der Wärmekultur unterstützt die ruhige Entspannung. Nur bei hohem Fieber ist keine Wärmezufuhr, sondern Wärmeentzug (wie durch wärmeentziehende Wickel) geboten. Ansonst ist darauf zu achten, dass die Füße des Kranken nie kalt sein dürfen. Da hilft das ansteigende Bürstenhalbbad. Auch im Bett sind warme Socken anzuziehen und eine heiße Wärmflasche beizulegen. Bei den meisten Menschen führt die Wärmeflasche auf dem Bauch auch zu einer besseren Durchblutung der Entgiftungsorgane Leber und Darm. Etwas wirksamer ist die Dunst-Wärmung:

Um eine heiße Wärmflasche wird ein Leinentuch gelegt, das zuvor in warmes Wasser getaucht und ausgewunden wurde. Darüber kommt ein Handtuch, das um den Leib geschlungen wird und die Wärmflasche an Ort und Stelle fixiert. Die feuchte Wärme kann auch auf die Brust gelegt werden, wenn dort nicht schon der „Ölfleck" Verwendung findet (siehe Bronchitis Seite 99).

Besonders wichtig ist die Wärmekultur bei Frösteln und Schüttelfrost. Auch da dient das ansteigende Bürstenhalbbad als erste Maßnahme.

Heilkräuter-Anwendungen

Neben den im Kapitel Teefasten bereits angeführten Heilpflanzentees kommen auch in Betracht:

Halswehtee

Echter Salbei oder Gartensalbei (Salvia officinalis) bei Halsweh, Angina und Mund-Rachen-Infektionen zum möglichst häufigen Spülen und Gurgeln, je heißer, desto wirksamer.

Zubereitung:
2 Teelöffel (TL) Frischblätter mit $\frac{1}{4}$ Liter Wasser überbrühen, 30–60 Sekunden ziehen lassen; oder 1 TL Trockenblätter auf $\frac{1}{4}$ Liter Wasser, 3 Minuten ziehen lassen. Auch für Umschläge und Halswickel sehr geeignet.

Allgemeiner Infekttee

- Eukalyptus – gegen grippale Infekte, Gliederschmerzen, desinfiziert wirkungsvoll
- Thymian – entgiftet, desinfiziert die Atemwege
- Isländisch Moos – antiseptisch, eiterwidrig, abwehrsteigernd
- Zinnkraut – desinfiziert,
widerstandssteigerndes Schleimhautmittel.

Zubereitung:
Zu gleichen Teilen gemischt, 4 EL auf 1 Liter Wasser. Abends kalt ansetzen, morgens erhitzen, einmal kurz aufwallen und 30 Sekunden ziehen lassen, 4 x 1 Tasse trinken, zuvor mit je 1–2 TL Honig süßen.

Schwitztee

Als Schwitztees haben sich heißer Lindenblüten- und Fliedertee bewährt, besonders zu empfehlen ist auch die folgende „Schwitzmischung":
- Lindenblüten – schweißtreibend, auswurffördernd
- Holunderblüten – schweißtreibend, schleimlösend

Zitat

Alle Wiesen und Matten, alle Berge und Hügel – die sind Herrgotts Apotheken. Paracelsus (1493–1541)

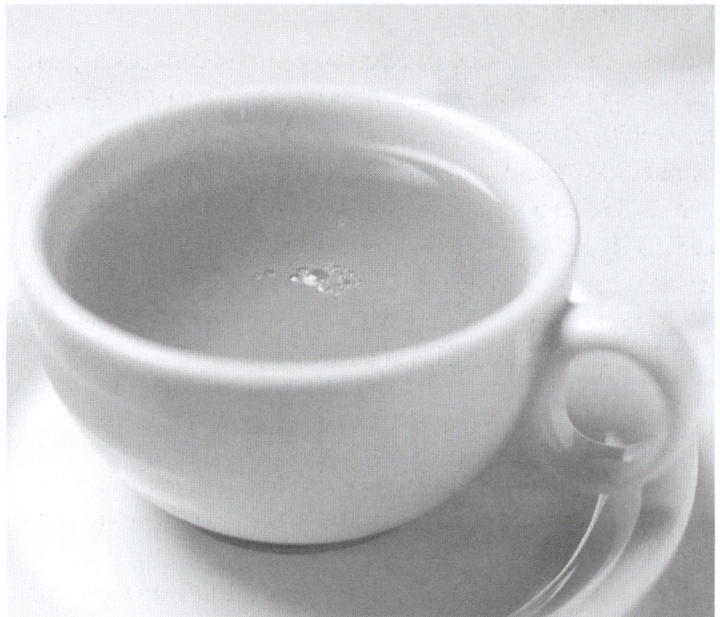

- Wollkrautblüten – hustenreizmildernd, schleimlösend
- Pfefferminze – belebend, atembefreiend, magenkräftigend.

Zubereitung:

Zu gleichen Teilen gemischt, 1–2 TL Kraut mit $\frac{1}{4}$ Liter kochendem Wasser überbrühen, 10 Minuten ziehen lassen, 1–2 TL Honig zufügen, heiß trinken. Evtl. 1–2 TL Melissengeist zugeben.

Bronchialtee akut

- Thymian – desinfizierend, auswurffördernd, entkrampfend
- Eukalyptus – desinfizierend, abschwellend, krampfstillend
- Alantwurzel – auswurffördernd, entschleimend, keimhemmend, krampflösend

Zubereitung:

Gemischt, 1 gehäufter TL auf $\frac{1}{4}$ Liter Wasser abends kalt ansetzen, morgens erhitzen, einmal aufwallen und 30 Sekunden ziehen lassen. 4–5 x täglich 1 Tasse mit je 1–2 TL Honig, heiß trinken.

Darm-Infekttee

Ein bewährtes pflanzliches Anti-Durchfallmittel ist die in Apotheken er-
hältliche gepulverte Wurzel der Blutwurz oder Tormentille (Potentilla
tormentilla). Davon ist 3–4 x täglich eine Messerspitze mit Flüssigkeit
einzunehmen. Dabei wird auch die Mundhöhle angenehm gereinigt
und der üble Mundgeschmack beseitigt. Sowohl Sommerdurchfälle als
auch flüssig-breiige Gärungsstühle werden durch die bakterienwidrigen,
desinfizierenden, zusammenziehenden und entgiftenden Wirkungen
der Blutwurz energisch bekämpft. Bei allen Durchfallerkrankungen in-
fektiöser Art wirken auch Einläufe überzeugend.

Kreislauftee

Bei allen infektiösen Erkrankungen wird der Herz- und Kreislaufzustand des Patienten erheblich belastet. Wenn vom Arzt nicht anders
empfohlen, dient dafür:

- Weisdornblüten – blutdrucknormalisierend, herzkräftigend
- Rosmarin – Anregungsmittel für Herz und Kreislauf
- Schafgarbe – entstauend, venösen Blutfluss anregend

Zubereitung:
Gemischt, 1 gehäufter TL auf $^1/_4$ Liter, 3 Minuten ziehen lassen.

Zahlreiche andere Heilpflanzentees, die bei speziellen Erkran-
kungsformen bewährt sind, finden Sie in dem Buch: Rauch/Kruletz:
Natürlich gesund mit Heilkräuter-Kuren; Karl F. Haug Verlag in MVS
Medizinverlage Stuttgart (2002), siehe Literatur (19).

Wichtig

*Bei jeder Erkrankung ist
vor einer Kräuteranwen-
dung ärztlicher Rat
einzuholen*

Der Vitamin C-Stoß

Das heute weitbekannte biologische Heilmittel Vitamin C (Askorbin-säure) besitzt hohe Entgiftungsfähigkeit gegen Erregertoxine, Viren, Umweltgifte, Pharmaka und Schwermetalle. Es bindet gefährliche freie Radikale an sich. Bei Erkältungskrankheiten und vielen Infektionen sinkt der Vitamin C-Spiegel in Geweben und Abwehrzellen (Leukozyten) rasch ab. Daher kann ausreichende Vitamin C-Zufuhr, sozusagen als „C-Stoß", sowohl Schwere als auch Dauer von Infekten deutlich (signifikant) herabsetzen.

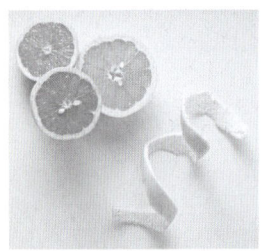

Ascorbinsäure wird im Körper nicht gespeichert, sondern schon bald ausgeschieden. Nur eine täglich ausreichend hohe Dosierung kann heilsam wirken. Als tägliche Gabe werden in Europa meist 2–3 (bis 10) Gramm über den Tag verteilt empfohlen. Die Anhänger der orthomolekularen Medizin (10), insbesondere in den USA, verordnen vor allem bei schweren bakteriellen und viralen Infekten sogar bis zu den 10fachen Mengen mit oft erstaunlichen Erfolgen. Je schwerer die Erkrankung, desto höher ist die Verbrennungsquote, also die Menge an Vitamin C, die von den Erkrankungsprozessen aufgebraucht wird. Umso höher soll dann die Ascorbinsäure dosiert werden.

Der Kranke kann aber die bei seiner Erkrankung jeweils beste Dosierung selbst feststellen. Es ist jene Menge, die bei ihm eine leicht abführende Wirkung hervorruft, ohne ihn dadurch richtig zu stören. Damit erzielt er gerade die erforderliche gesättigte Vitamin-C-Konzentration/Tag.

Der Verfasser empfiehlt folgende Vorgehensweise: Man besorge das billige Vitamin C in Pulverform und gebe davon einen Mokkalöffel voll (= 1 g) in ein Wasserglas. Dann füge man die etwa gleiche Menge Speisesoda oder Basenpulver hinzu und fülle das Glas vorsichtig (wegen des Aufschäumens) mit Wasser. Diese Menge ist je nach Dosierung mehrmals täglich zu trinken. Je näher man der Idealdosierung kommt, desto günstiger ist die Wirkung. (Die Zugabe von Speisesoda dient der Neutralisierung der Ascorbinsäure, die sonst den Stoffwechsel sauer belasten würde.)

Homöopathische Arzneien

Die klassische Homöopathie ist – seit ihrer Entdeckung durch den Arzt Samuel Hahnemann (1755–1843) – über 150 Jahre alt. Sie wird derzeit von Tausenden graduierten Ärzten in der ganzen Welt betrieben und gewinnt immer mehr Anhänger. Homöopathische Arzneien zeigen keine unerwünschten Nebenwirkungen. Dies bewirkt die Zubereitungsart, die das Ausgangsmaterial meist in so hohe Verdünnungen umwandelt, dass es dem Paracelsus-Wort entsprechend wenig an „Leib" (Materie) beinhaltet, dafür aber umso mehr von der „Tugend" (der sogenannten feinstofflichen Heilkraft) besitzt.

Zur Vorbeugung und Behandlung akuter Infekte haben sich homöopathische Einzelmittel in der Praxis bestens bewährt. Der diesbezüglich erfahrene Arzt wird dann zwischen Gelsemium (falscher Jasmin) mit Stichwort „Kopfgrippe", Eupatorium (Wasserhanf) mit Stichwort „Zerschlagenheit plus Gliederschmerzen", Bryonia (Teufelsrübe) mit Stichwort „trockener Grippehusten" oder vielen anderen homöopathischen Arzneien unter Berücksichtigung des genauen Symptomenbildes das jeweils passende Mittel wählen.

Einfach in Auswahl und Anwendung sind homöopathische Komplexmittel wie Nisylen, Influex, Eupatorium Komplex, Infludo, Similisan Fieber-Grippetropfen, Apozema Grippe-Schnupfentropfen und viele andere. Sie wirken nicht so exakt gezielt wie die richtigen klassischen homöopathischen Arzneien, sie erreichen aber durch die breite Streuung etlicher einschlägiger Mittel eine beachtliche Wirkungsbreite, ohne Nebenwirkungen zu verursachen.

Wichtig

Die Verordnung homöopathischer Einzelmittel verlangt allerdings vom Arzt besondere Kenntnisse, viel Studium und Erfahrung, da sie nur individuell, dem Einzelfall angepasst, möglich ist.

Die klassisch-homöopathische Behandlung bei hohem Fieber

Vor allem bei Kindern, nicht selten aber auch bei Erwachsenen, können plötzlich sehr akut verlaufende Infekte mit hohem Fieber auftreten. Dazu seien hier zwei besonders bewährte Arzneien der klassischen Homöopathie angeführt. Sie rufen nahezu zauberhafte Wirkungen einschließlich rascher Abfieberung hervor, vorausgesetzt, dass das Beschwerdebild des Kranken den nachstehend beschriebenen Krankheitssymptomen bei einem dieser beiden Arzneien weitgehend entspricht. Ist dies der Fall, dann spielt es bei Infekten keine Rolle, welche Diagnose weiter gestellt werden könnte, und der Arzt wird das passende Mittel verordnen. Es ist dann mit rascher Besserung zu rechnen.

Aconitum (Sturmhut)

- Heftigkeit oder Plötzlichkeit des Auftretens, stürmischer, hochfieberhafter Krankheitszustand (Sturmhut)
- Angst, Furcht, depressive Verstimmung, Beklemmung, gelegentlich Todesangst
- Unruhe, unruhige Bewegungen, Patient deckt sich ab, verlangt nach offenem Fenster
- trockene Wärme der Körperhaut, kein Schweiß, Trockenheit
- Durst
- blasses bis gerötetes Gesicht, ängstliches Aussehen
- übermäßiges Frösteln
- stechende Kopfschmerzen, Gefühl des Auseinanderberstens des Kopfes
- Zustandsverschlechterung gegen Abend, nachts und in der Wärme.

Als Therapie wird der homöopathische Arzt z.B. verordnen:
Aconitum D30, 10 Globuli in einem Weinglas Wasser auflösen und davon alle 10 Minuten oder $1/4$-, $1/2$- oder 1-stündlich 1 TL voll einnehmen. Bei Eintreten der Besserung die Arzneipausen vergrößern. Oder:

Belladonna (Tollkirsche)

Auch bei diesem Mittel zeigt sich die Heftigkeit oder Plötzlichkeit des Auftretens und rasche Ausbreitung der Krankheit. Es kann sich auch Durst zeigen, oft aber Durstlosigkeit. Belladonna ist oft nach langer Sonneneinwirkung angezeigt oder bei Zustandsverschlimmerung durch Sonne, Licht oder plötzliche Erschütterung.

Während Aconit ohne Schweiß einhergeht und trockene Haut zeigt, ist für Belladonna feuchtwarme Haut bis dampfendes, starkes Schwitzen charakteristisch, des Weiteren eine oft scharlachrote Haut, heftiges Herzklopfen, pulsierende Kopfschmerzen mit hochrotem Kopf, weiten Pupillen, roten Augen. Das Gesicht ist glänzend, aufgetrieben und fühlt sich warm an. Der Gesichtsausdruck ist nicht ängstlich-deprimiert wie bei Aconit, sondern wild bis zornig. Überhaupt ist der Belladonna-Kranke nicht ängstlich, sondern eher heftig bis zänkisch. In schweren Fällen kann er sogar unter wilden Halluzinationen leiden („Tollkirsche").

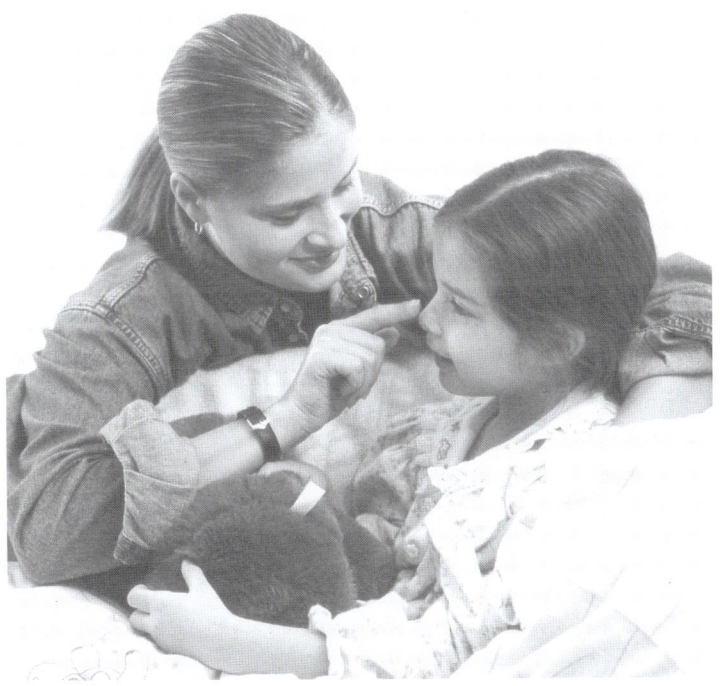

Belladonna kann wie Aconit frösteln, auch Schüttelfrost zeigen, aber die Zustandsverschlechterung zeigt sich nicht abends, sondern gegen 15 Uhr und nach Mitternacht. Verschlimmernd wirken auch Licht, Sonne, Berührung, Bewegung, Kälte und Aufregung.

Zeigt der plötzlich erkrankte hochfiebernde Patient zahlreiche der oben beschriebenen Symptome, insbesondere einen feuchten hochroten Kopf und heftige Verhaltensweisen, wird der Arzt z. B. verordnen: Belladonna D 4, von dem 10 Globuli in einem Weinglas Wasser aufgelöst werden und davon alle 10 Minuten oder $\frac{1}{4}$-, $\frac{1}{2}$- oder 1-stündlich ein TL gegeben wird. Bei Eintreten der Besserung soll die Arzneipause entsprechend vergrößert werden.

Aus der Praxis

● Fall 1: Ein 9-jähriger Junge bekommt während des Schulunterrichtes plötzlich heftige Kopfschmerzen und Schüttelfrost. Der Lehrer schickt ihn nach Hause. Seine Mundtemperatur beträgt 40 °C. Sein Gesicht ist blass, die Haut ganz trocken. Der Arzt verordnet Einlauf, ansteigendes Bürstenhalbbad und Einnahme von Aconit D 30. Am nächsten Tag ist die Temperatur auf 37,9 °C gefallen, am Tag darauf ist der Junge fieberfrei, führt aber noch Ableitungsmaßnahmen durch. Am 5. Tag geht er wieder in die Schule und fühlt sich wohl.

● Fall 2: Die 5-jährige Sonja geht morgens noch vergnügt in den Kindergarten. Mittags hat sie plötzlich 39,4 °C unter der Achsel, nachmittags über 40 °C. Da sie auch ein hochrotes feucht-dampfendes Gesicht mit erweiterten Pupillen zeigt, außerdem sehr unfreundlich-zornig ist, sich nicht anrühren lässt, verordnet der Arzt Einläufe, Auslaugebad und Belladonna. 2 Tage später will Sonja wieder in den Kindergarten, sie ist fieberfrei und fühlt sich gut.

Homöopathische Schnellbehandlung mit Komplexmitteln

Bei Erkältung, grippalen und anderen viralen Infekten lässt sich – am besten gleich bei Erkrankungsbeginn, also bei Auftreten der ersten Krankheitszeichen – sehr oft eine prompte Heilwirkung erzielen, wenn drei homöopathische Komplexmittel als Mischspritze verabreicht werden. Der Inhalt von je einer Ampulle Gripp-Heel, Engystol und Traumeel wird gemeinsam subkutan, intramuskulär oder am besten intravenös verabreicht. Da auf diese Weise viele Infekte oft schon nach wenigen Stunden beseitigt werden konnten, hat gerade diese Methode zahlreiche Ärzte, die ursprünglich aller Homöopathie gegenüber ablehnend waren, völlig überzeugt. Die genannten Arzneien sind völlig nebenwirkungsfrei.

Verwendung als Trinkampullen

Die angeführten Komplexmittel können auch als Trinkampullen mit guten Ergebnissen angewendet werden. Man entleert den Inhalt der Ampullen in ein Glas Wasser, rührt mit einem Plastiklöffel (nicht Metall!) um und nimmt alle 10 Minuten, später alle halbe Stunde einen Teelöffel voll. Die Lösung ist in ein bis zwei Tagen auszulöffeln und bei Bedarf nochmals anzuwenden.

Die natürlichen Behandlungsmethoden werden vom Arzt am besten durch die Verordnung homöopathischer oder biologischer Arzneien unterstützt. Sie binden Krankheitsstoffe an sich, aktivieren die Entgiftungsorgane, stärken die Abwehrkraft und steigern sich gegenseitig in ihrer Wirkung.

Die Schüßler-Salze

Der Arzt W. H. Schüßler hat im Jahre 1874 etliche Mineralstoffverbindungen in homöopathischer Herstellung als besonders wichtige Lebenssalze beschrieben. Diese sind für die Funktionsfähigkeit der Körperzellen von enormer Bedeutung. Bei Fehlernährung, bei Belastung und vor allem bei Erkrankungen werden diese Salze in erhöhtem Ausmaß benötigt, so dass ein Defizit davon auftritt. Führt man aber dem Körper die jeweils fehlenden Substanzen zu, lässt sich die Funktionstüchtigkeit der Zellen, ihre Abwehrkraft und die gesamte Heilfähigkeit des Körpers rasch und überzeugend verbessern.

Die Schüßler-Salze sind in Tablettenform in Apotheken rezeptfrei erhältlich. Sie erfreuen sich wegen ihrer raschen und guten Heilwirkung und wegen ihrer Freiheit an Nebenwirkungen großer Beliebtheit. Ihre Anwendung, auch bei allen Erkältungs- und Infektionskrankheiten, findet sich in zahlreichen Büchern beschrieben, wie in Hickethier „Lehrbuch der Biochemie", Schleimer „Salze des Lebens", Kirchmann „Biochemie-Lexikon, Feichtinger „Handbuch der Biochemie nach Dr. Schüßler" sowie den Ratgebern „Gesund durchs Jahr mit Schüßler-Salzen", „Schüßler für Frauen" und „Schüßler-Salze für Ihr Kind".

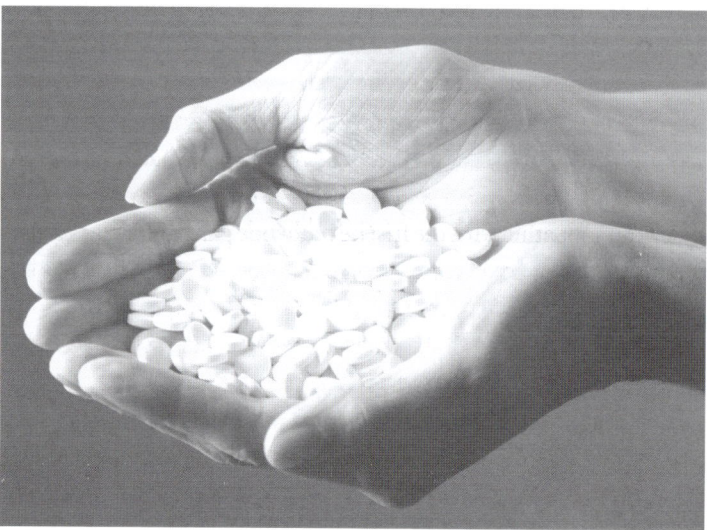

Allgemein biologische Heilmittel

Wie schon angeführt, kann jede Naturheilbehandlung – wenn vom Arzt empfohlen – medikamentös unterstützt werden. Dabei kommen alle, notfalls auch die so genannten allopathischen oder chemischen Pharmaka in Betracht. Diese werden dann durch die gleichzeitigen Naturheil-Anwendungen in ihrer Wirkung unterstützt und das möglicherweise Auftreten von unerwünschten Nebenwirkungen weitgehend verhindert. Dabei ist allerdings – soweit dies im jeweiligen Fall möglich ist – den homöopathischen oder biologischen Arzneien der Vorrang einzuräumen. Gerade diese Mittel können die Grundbehandlung unterstützen und Wirkungssteigerungen erzeugen.

Ein bewährtes biologisches Anti-Infektmittel ist das im Kapitel „Inhalationen" angeführte Physio-JHP, das wie ähnliche Mittel aus dem ätherischen Öl der Pfefferminze eine stark entgiftende, kühlende und belebende Wirkung hervorruft. Stündlich ein Tropfen des Öls – auf den Handrücken gegeben und aufgeleckt oder mit dem Finger in die Mandelgegend getupft – desinfiziert den Mund-Rachen-Raum. Auf ein Taschentuch getropft und wiederholt eingeatmet, führt es zur Atembefreiung und Desinfektion. An Schläfen und Pulsstellen der Arme eingerieben, kühlt und belebt es erfrischend und nachhaltig. Das Mittel dient auch den Angehörigen eines Infektkranken zur Vorbeugung, um nicht selbst auch angesteckt zu werden.

Weitere biologische Heilmittel enthalten die Wirkstoffe des Roten Sommerhuts, Echinacea angustifolia. Sie steigern nachweisbar die Abwehrkräfte des Körpers gegen bakterielle Erregerinvasionen. Auch in der Homöopathie wird die frische blühende ganze Pflanze verwendet und als „Echinacea" verschrieben. Zur Abwehrsteigerung werden 2–3 Tropfen stündlich, je nach Fall 5–20 Tropfen empfohlen.

Biologische Heilmittel sind auch die Spenglersane (11). Sie werden von Tieren gewonnen, die gegen bestimmte Krankheitserreger besonders wirksame Abwehrstoffe entwickelt haben. Die Spenglersane werden in die Ellenbeuge eingerieben, so dass alle Belastungen des Magen-Darm-Traktes vermieden werden. Spenglersan G hat sich bei

Wichtig

Wenn Sie dieses Minzemittel nehmen, sollten Sie keine Homöopathika verwenden, da die Minze die Wirkung stark vermindert

Grippal- und bestimmten anderen Virusinfekten bewährt. Bei schweren Infekten, bei denen zusätzlich besonders starke Gelenksbeschwerden, ähnlich wie bei Rheumaschüben, auftreten, ist die täglich wechselweise Einreibung der Spenglersane G und R zu empfehlen: Abwechslungsweise an einem Tag 3-mal 10 Tropfen G, am nächsten 3-mal 5 Tropfen R einnehmen.

Bei Infekten der Verdauungsorgane mit Erbrechen, Bauchkrämpfen oder Durchfällen haben sich giftaufsaugende Substanzen bewährt. Dazu gehören Heilerde Luvos ultra, ein fein pulverisierter Löß,

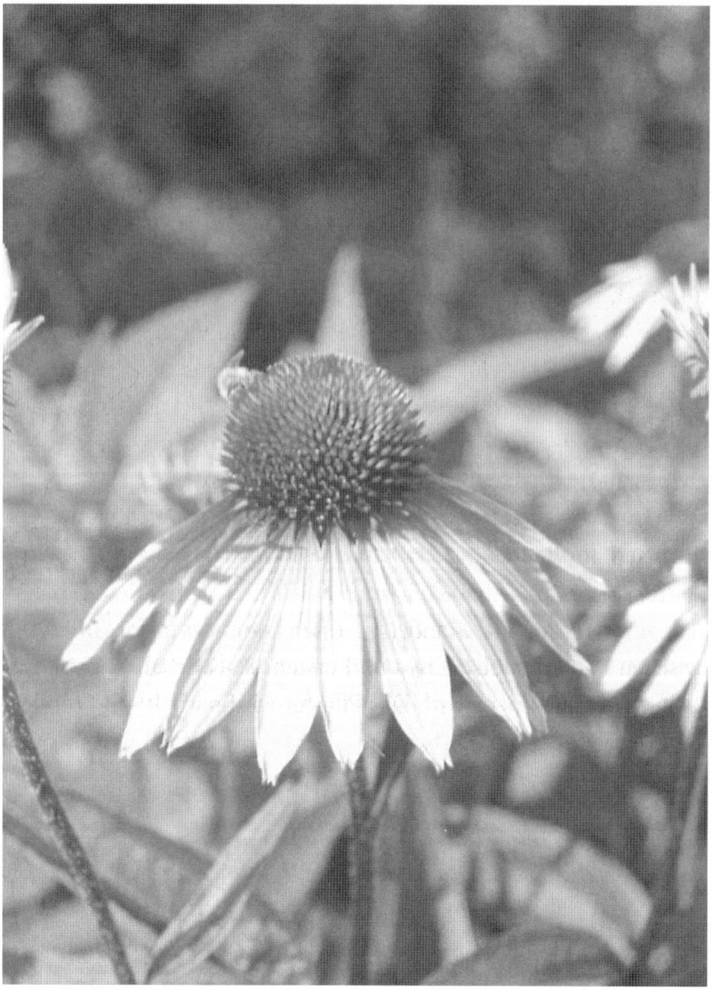

Roter Sonnenhut

oder Kaffeekohle, ein gemahlenes Röstprodukt der Kaffeebohne, oder Meer-Löß-Moor (Jso-Werk Regensburg), eine Mischung von Heilmoor, Löß und Meersalz. Sie saugen Giftstoffe auf, binden und neutralisieren sie und machen sie dadurch wirkungslos. Bei allen „Bauchgrippen", Sommerdurchfällen und akuten Magen-Darm-Leiden durch verdorbene Speisen sind außerdem die Einläufe immer besonders wichtig. Auch wenn scheinbar nur mehr reines Wasser aus dem Darm herauskommt, spült der Einlauf hochgiftige Erreger und Toxine aus, die man mit freiem Auge aber nicht erkennen kann.

Zur Aufforstung einer normalen Bakterienflora auf den Schleimhäuten dient die Symbiontentherapie. Gerade nach Antibiotika-Einnahme kann die Zufuhr physiologischer Bakterien, wie Symbioflor I, zur Normalisierung der Bakterienflora beitragen und ohne Nebenwirkung die Abwehrleistung des Organismus verstärken.

Bei Erkältungskrankheiten, Katarrhen der Luftwege oder Grippe sind pflanzliche Heilmittel wie Toxiloges, Esberitox, Echinacin, Echinaforce und viele andere hilfreich, weil sie die körpereigenen Abwehrkräfte aktivieren.

Eine andere, vom Arzt zu verordnende Entgiftungshilfe ist das Cantharidenpflaster. Es zieht am Anwendungsort eine Blase, die schließlich aufgeht und gelbliche Flüssigkeit entleert. Es handelt sich um einen so genannten „weißen Aderlass", um Ausleitung der mit Gift angereicherten Lymph- und Gewebeflüssigkeit aus der kranken Region. Das Pflaster wird bei Mittelohrentzündung und anderen Ohrprozessen am Warzenfortsatz hinter dem Ohr aufgelegt; bei Hirnhautreizung, Nackensteifigkeit, bedrohlichen Infekten mit Kopfbelastung, schwerer Angina, Mandelabszessen kommt es in das Grübchen zwischen Hinterhauptschuppe und erstem Halswirbel, wobei diese Stelle zuerst ausrasiert wird. Das Pflaster wird nach 10–14 Stunden wieder entfernt und die entstandene Hautblase durch 2 Tage mit Salbenverband bedeckt.

Die Schnellbehandlungsserie I

Wenn Anfangssymptome eines beginnenden Infekts verspürt werden und der Patient sich noch so angegriffen fühlt, dass er sofort das Bett aufsuchen muss, dann ist – wenn keine Gegenanzeige vorliegt – die Schnellbehandlungsserie I besonders zu empfehlen. Sie besteht aus:

- ausgiebiger Darmentleerung durch 1–2 Einläufe
- Teefasten; heißen Kräutertee trinken und anschließend
- besonders warm bekleidet einen ausgiebigen (1–2 stündigen) Fuß-marsch an möglichst guter Luft machen, wonach man intensiv durchschwitzt daheim ankommen soll
- Abduschen und Trockenfrottieren des ganzen Körpers.
- Rumpfreibebad nach Kuhne. Besteht jedoch nach dem Marsch starke Müdigkeit, soll man sich vorerst sehr warm zugedeckt niederlegen und danach das Rumpfreibebad nehmen. Nach dem Bad fühlt man sich frisch und gekräftigt. Da durch alle Maßnah-men jetzt wieder reichlich Giftstoffe in den Darm abgeleitet wur-den, folgt noch
- ein Einlauf (Wiederholung).

In zahlreichen Fällen genügt diese Serie, um eine beginnende infekti-öse Erkrankung völlig zu beseitigen. In den übrigen Fällen wird zu-meist die erste Angriffswucht des Prozesses gebrochen und die erste „Schlacht" mit den Erregern gewonnen. Beschwerdefreiheit nach der Serie beweist aber noch nicht völlige Ausheilung. Zeigen sich am nächsten Morgen noch geringfügige Symptome, dann muss weiter-behandelt werden, wobei im Allgemeinen die salinische Darmberie-selung, Einlauf, Bürstenhalbbad und Wickel vorzuziehen sind. Auch Bettruhe kann erforderlich sein. Es ist viel zweckmäßiger, rechtzeitig einen oder einige Tage daheim zu bleiben und sich dabei gründlich auszukurieren, als im halbkranken Zustand mit der Zeit zu geizen, um später auf längere Zeit ernsthaft krank zu sein. Diese Schnellbe-handlungsserie kann noch mit 2–3–4-mal je 1 g Vitamin C unterstützt werden (Seite 70) oder mit einem anderen biologischen Heilmittel.

● Fall 1: ein Architekt, 32 Jahre alt, verspürt eines Nachmittags rasenden Kopfschmerz, Halsweh, Schüttelfrost. Da bereits seine Bürokollegen an schwerer Grippe erkrankt waren, sorgte er daheim eingetroffen sofort für reichliche Darmentleerung, trank heißen Tee, marschierte an den Stadtrand und in das freie Feld und traf schließlich nass geschwitzt daheim ein. Nach dem Rumpffreibebad und Wiederholungseinlauf fühlte er sich bereits wohl und fiel in tiefen Schlaf. Die Behandlungsserie nahm dreieinhalb Stunden, also die Zeit seines freien Abends, in Anspruch. Am nächsten Morgen trank er noch eine salinische Lösung, nahm ein Rumpffreibebad und ging beschwerdefrei in sein Büro. In ähnlichen Situationen hatte er früher zahlreiche Mittel eingenommen und etliche Tage, mitunter sogar Wochen benötigt, bis er wieder ganz leistungsfähig geworden war.

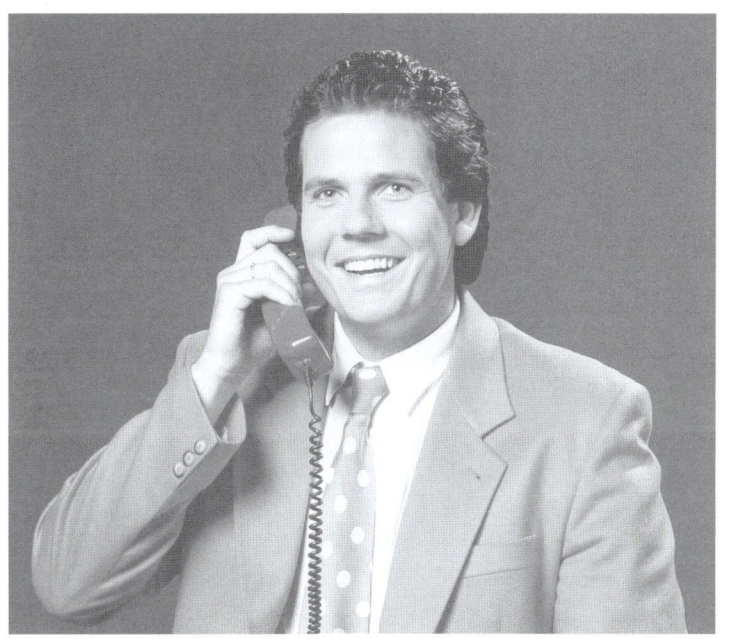

Die Schnellbehandlungsserie II

Kommt die Serie I wegen höherem Fieber, Schwäche, bei Kleinkindern oder aus sonstigen Gründen nicht in Betracht, dann hat sich zur Anfangsbehandlung auch bewährt:

- Teefasten
- salinische Darmberieselung
- gründliche Darmentleerung durch 1–2 Einläufe
- ansteigendes Bürstenhalbbad
- Schwitzpackung (bei schwitzfähigen Patienten) oder Serienwaschung
- Rumpfreibebad
- Einlauf

Aus der Praxis

- Fall 2: Ein Schüler, 10 Jahre alt, kam mit heißem Kopf, Brechreiz, Frösteln, 38,9 °C Fieber nach Hause. Die Untersuchung ergab außer leicht geröteten Gaumenbogen und geschwollenen Halslymphdrüsen keinen weiteren Hinweis auf die Erkrankungsart. Nach der Schnellbehandlungsserie II, die nach ungefähr drei Stunden abgeschlossen war, fühlte sich das Kind wieder wohl und zeigte eine Temperatur von 37,5 °C. Nun erhielt es noch 2-mal 1 g Vitamin C und einen Halswickel, bevor es in tiefen Schlaf fiel. Abends wieder erwacht, äußerte es großen Appetit, bekam aber nur Kräutertee, Rumpfreibebad und einen dritten Einlauf. Am nächsten Morgen war das Kind gesund, musste diesen Tag aber noch daheim bleiben. Der Verlauf dieses Falles ist für die gelungene Schnellbehandlungsserie charakteristisch.

Tritt nach einer Behandlungsserie keine Heilung ein, wird weiterbehandelt. Zumeist wird zumindest der Charakter des Infektes nach der gutartigen Seite verschoben. Gefährliche Krankheitsbilder sind dadurch meist verschwunden und anscheinend lebensbedrohende Prozesse in harmlose Erkrankungsformen übergegangen, so dass sie darauf durch die weiteren natürlichen Maßnahmen geheilt wurden.

Grundsätzliches Behandlungsschema

Maßnahmen zur Ableitung, Entgiftung und Abwehrsteigerung

- Tee- oder Teilfasten, viel trinken,beispielsweise Lindenblütentee.
- Salinische Darmberieselung (Seite 32).
- Einlaufserie (4-mal täglich = Toxinausschwemmung!)
- Schwitzen: Entweder Bürsten-halbbad, danach Schwitzpa-ckung (Seite 36) oder Serienwa-schung (milder, ebenso wirksam, Seite 41) oder

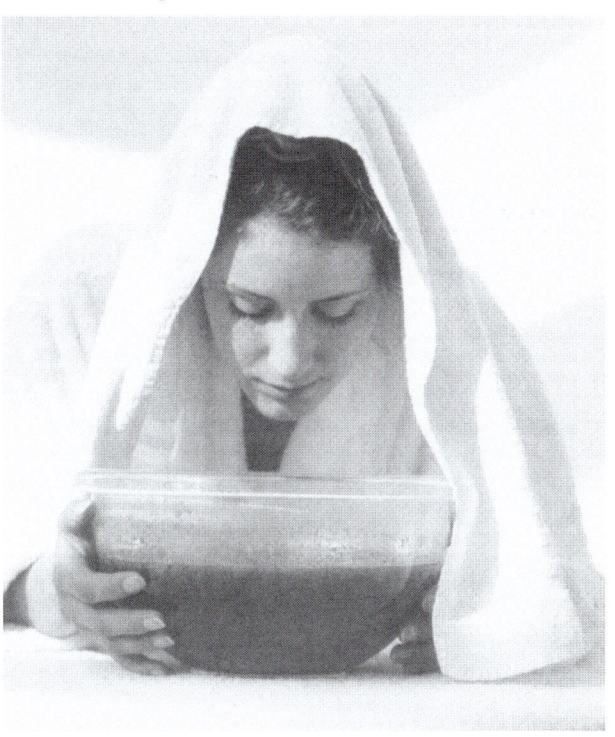

- Entgiftungsbäder: Rumpfreibe- oder Auslaugebäder (Seite 43).
- Spezielle Maßnahmen je nach Er-fordernis: Wickel bei lokalisierten Prozessen (wie Halswickel bei An-gina, Brustwickel bei Bronchitis; Essigstrümpfe zur Fieberablei-tung, Inhalationen bei Katarrhen; Salzhemd bei Ausschlagkrank-heiten (Röteln, Masern); anstei-gendes Bürstenhalbbad (immer bei Frostempfindung).
- Anwendung biologischer bzw. homöopathischer Arznei nach ärztlicher Verordnung.

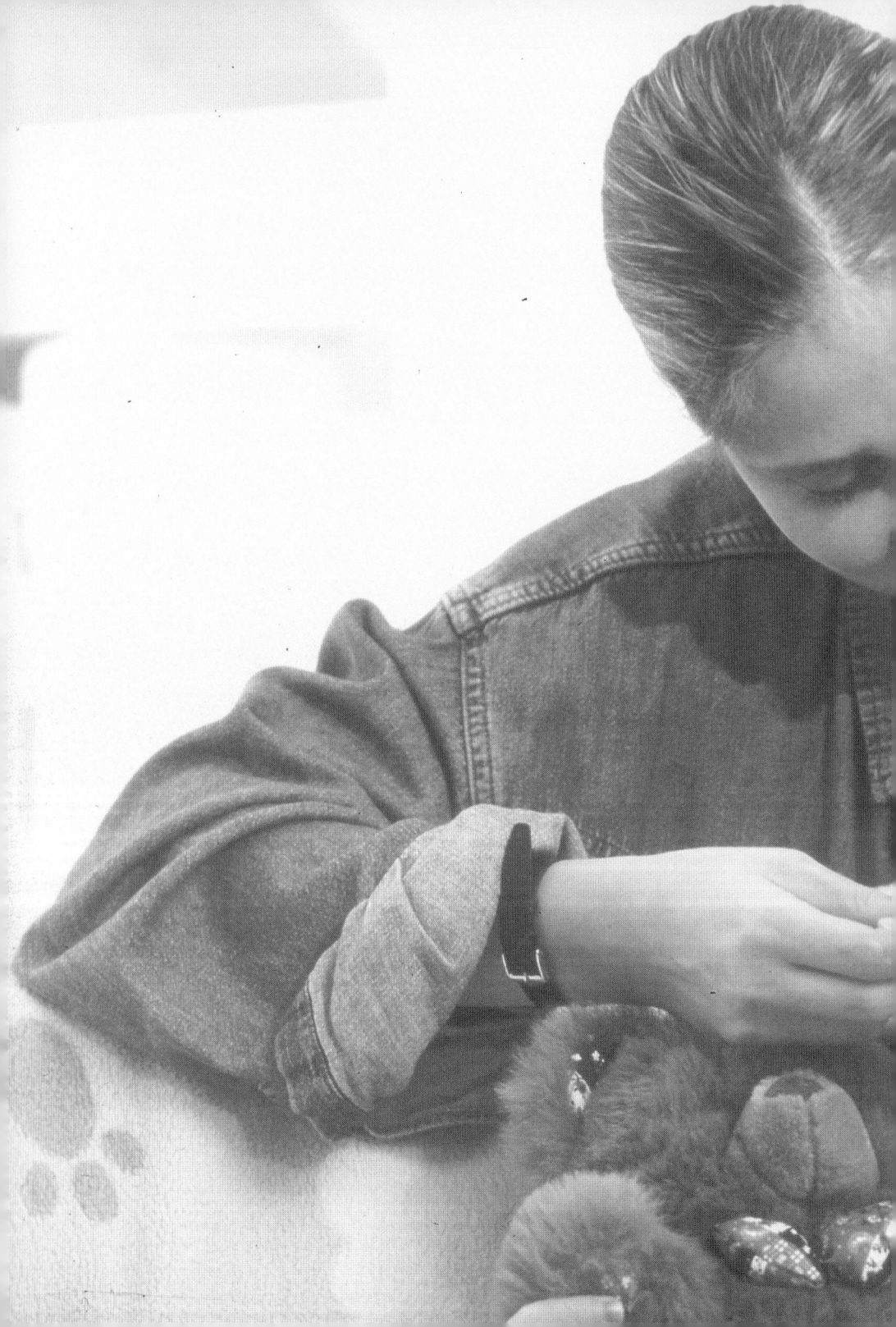

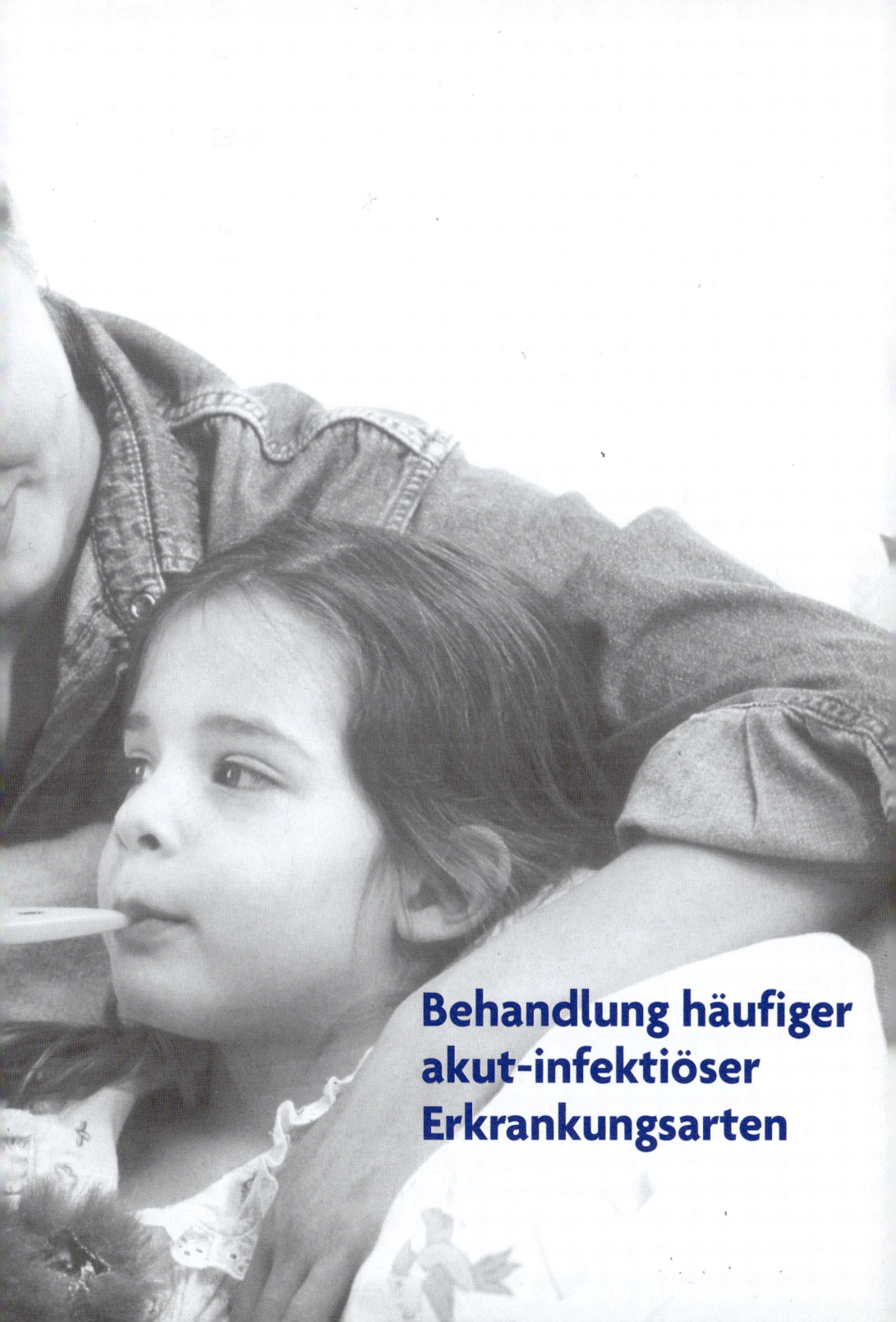

**Behandlung häufiger
akut-infektiöser
Erkrankungsarten**

Krankheitsvorstadium

Wenn wegen verschiedener Symptome von Weinerlichkeit, Gereizt-
heit bis Übelkeit und Appetitlosigkeit zu erwarten ist, dass eben eine
Krankheit „ausgebrütet" wird, dann ist mit Schnellbehandlungsse-
rien oder Teefasten, Darmreinigung und Rumpfreibebädern einzusetzen. Oft ist schon nach dem 2. Einlauf, also 1–2 Stunden nach Behandlungsbeginn, Beschwerdefreiheit wieder hergestellt! Treten
jedoch erste Krankheitssymptome auf, so wird wie bei voll ausgebrochener Erkrankung vorgegangen. Je früher die Behandlung einsetzt,
desto günstiger ist die Heilungsaussicht.

Fieber: der ungeklärte akut-fieberhafte Prozess

Vielfach wird auch heute noch die Auffassung vertreten, je höher das
Fieber, desto ernster die Krankheit und desto größer die Gefahr für
den Kranken. Fieber gilt als Gradmesser für die Gefährlichkeit des
Krankheitszustandes. Daher wird die Fiebersenkung oft als erstes und
wichtigstes Ziel der Therapie angesehen. Aber wenn nicht schon ex-
trem hohe Temperaturen über 40 °Grad Celsius (rektal 40,5 °C) vorliegen, ist das Fieber als sinnvolle Abwehrreaktion des Körpers aufzufassen. Es dient der „Verbrennung" krankmachender Erreger und
ihrer Toxine. Die Erreger von Erkältungskrankheiten, Kinderläh-
mung oder Pocken sind nachweisbar besonders temperaturempfind-
lich (1). Die Unterdrückung des Fiebers mit einem chemischen „Fie-
bermittel", Tabletten oder Fieberzäpfchen behindert die natürlichen
Kampfmaßnahmen des Körpers und verzögert die echte Gesundung.
Statt der unnatürlichen Fieberunterdrückung soll nur eine naturgemäße sinnvolle Fieberableitung und Entgiftung stattfinden: Fasten,
reichliches Trinken, Einläufe, Reibebäder, Essigstrümpfe, Serienwa-

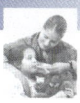

schung und allenfalls die Anwendung biologischer und homöopathischer Heilmittel. Sie unterstützen die Abwehrreaktionen des Organismus, so dass er schon bald die kräfteraubende Fiebererzeugung nicht mehr benötigt. So erzeugen beispielsweise die homöopathischen Infektmittel Eupatorium, Gelsemium und Echinacea eine deutlich nachweisbare Steigerung der Tätigkeit der körpereigenen „Mikrobenkiller", der so genannten Fresszellen (Phagozyten).

Die biologische Bedeutung des Fiebers beweist auch die Erfahrung mit den so genannten „kalten Grippen", also den ohne Fieber einhergehenden Infekten. Bei ihnen hat der Körper meist schon die Kraft eingebüßt, Heilfieber zur Krankheitsbeseitigung zu erzeugen. Als Folge entstehen häufig viel langwierigere Krankheitsverläufe und außerdem Nachkomplikationen.

Bei akutem Fieber kann der Arzt, wenn er keine Gegenanzeige vorfindet – wie Verdacht auf akute Blinddarmentzündung – sofort die Schnellbehandlungsserie II anordnen. Häufig reicht sie zur Schnellheilung aus. Bei heftigem hochfieberhaften Zustand ist an Aconit oder Belladonna zu denken (siehe Kapitel „Die klassische homöopathische Behandlung bei hohem Fieber"). Ansonsten sind Teefasten, Einlaufserie, Darmberieselung, Ableitungsverfahren über die Haut, Auslaugebäder, Serienwaschungen und Fieber entziehende Wickel wirksam. Bald verspürt der Kranke, worauf er am besten anspricht und gibt diesen Anwendungen Vorrang. Bei intensiver Behandlung ist meist nach wenigen Tagen der Prozess beseitigt, oder es lässt sich erkennen, dass es sich um eine besonders schwere Erkrankung handelt, die durch die bisherige Therapie oft ihre Hauptkraft eingebüßt hat. Der therapeutische Soforteinsatz lässt wertvolle Zeit gewinnen und bringt meist viel raschere Heilung als abwartendes, die Krankheitsart zunächst abklärendes Vorgehen.

● Fall 1: Ein Mädchen, 8 Jahre alt, erkrankte an ungeklärtem hochfieberhaften Zustandsbild, das schließlich mit Hals- und Gelenkschmerzen einherging. Der behandelnde Arzt verabreichte unter anderem auch hochdosierte Sulfonamide, welche keine Besserung erbrachten. Daher drängte er auf Klinikeinweisung. Die verzweifelten Eltern baten hierauf den Verfasser um Hilfe. Die Untersuchung ergab

Aus der Praxis

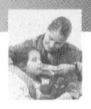

keinen sicheren Hinweis auf die Erkrankungsart. Die Schnellbehandlungsserie II verbesserte schlagartig den Gesamtzustand, beseitigte die Schmerzen und senkte das Fieber von 39 auf 37,7 °C. Nach weiteren zwei Behandlungstagen mit Intensivbehandlung (siehe Seite 93) war das Kind endgültig fieberfrei. Wegen geschwollener Drüsen blieb es mit Halswickeln und Darmableitungen noch in häuslicher Pflege. Am 12. Tag nach Erkrankungsbeginn zeigte sich an Handtellern und Fußsohlen eine fetzige Schuppung, die erkennen ließ, dass es sich um einen anscheinend ausschlaglosen Scharlach gehandelt hatte. Durch die Entgiftungsmaßnahmen war er besonders mild verlaufen.

● Fall 2: Ein Gymnasiast, 15 Jahre alt, erbrach wiederholt am letzten Tag eines Skikurses, klagte über heftige Kopfschmerzen, Schwindel, Bauchkrämpfe und 39,5 °C Fieber. Der Arzt des Gebirgsortes konnte die Erkrankungsart nicht sicher klären und empfahl die Klinikeinweisung. Der Junge wurde jedoch nach Hause transportiert und erhielt dort vom Verfasser sofort die Schnellbehandlungsserie II, kombiniert mit Heilerde. Nach drei Stunden waren sämtliche Beschwerden abgeklungen und das Fieber auf 37,2 °C gefallen. Nach dem ersten Tag der anschließenden Intensivbehandlung II (Seite 94) war er abgefiebert und zeigte großen Appetit; nach dem zweiten Tag mit der gleichen Thcrapie war der ungeklärte Krankheitsprozess endgültig beseitigt und der Junge wieder ganz gesund.

Schnupfen und beginnender Grippalinfekt

Falls ein leises Kribbeln in der Nase oder im Rachen einen beginnenden Infekt ankündigt, kann man möglichst rasch Lindenblüten- und/oder Holunder- und/oder Thymian- und/oder Kamillentee so heiß und so viel wie möglich trinken (mindestens einen halben Liter). Diese Teemischung lässt sich noch durch Beigabe von 2 TL Honig und 2 TL Melissengeist anreichern. Bei Entzündungen des Hals-Rachenraumes ist Salbeitee vorzuziehen. Da Krankheitserreger, Viren und Bakterien Wärme sehr schlecht vertragen, ist außerdem möglichst rasch ein heißes Arm- oder Fußbad zu empfehlen. Oft beseitigt es die beginnende Erkrankung.

Das heiße Armbad

Beide Unterarme werden 30–60 Minuten in etwa 45 °C heißes Wasser eingetaucht. Das heiße Wasser aktiviert die körpereigenen Abwehrkräfte, mobilisiert die geschwächten Schleimhäute zu intensiver Krankheitsbekämpfung und leitet die Krankheitsgifte in die Arme ab, wo sie von noch unverbrauchten Abwehrkräften besser unschädlich gemacht werden können.

Das heiße Fußbad

In eine Fußwanne oder in einen Eimer kommt heißes Wasser zu einem 20-minütigen Fußbad. Von Zeit zu Zeit soll heißes Wasser nachgegossen werden. Die Wirkung dieses Bades kann durch den Zusatz von Salz, das mit heißem Wasser verrührt wird, intensiviert werden. Es steigert die Durchblutung der Füße und die Ableitung des Krankheitsprozesses in diesem Bereich.

Das ansteigende heiße Fußbad

Hier setzt sich der Patient auf einen Hocker, der in die Badewanne gestellt wurde, und gibt die Füße in den Eimer. In den Eimer kommt der

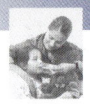
Duschkopf, von dem man fortlaufend warm-heißes Wasser zufließen lässt (Abb. 13). Dabei steigert man die Temperatur langsam bis zur gerade noch verträglichen Grenze. Ein dabei auftretendes Schwitzen ist erwünscht, anschließendes Nachdunsten im Bett und nochmaliges Teetrinken wird empfohlen. Bei Krampfadern sind heiße Fußbäder ungünstig.

In der Volksmedizin reibt man nach dem Fußbad die Fußsohlen mit einer aufgeschnittenen Zwiebel gut ein. Bei Schnupfen steckt man Zwiebelstückchen in die Nasenlöcher.

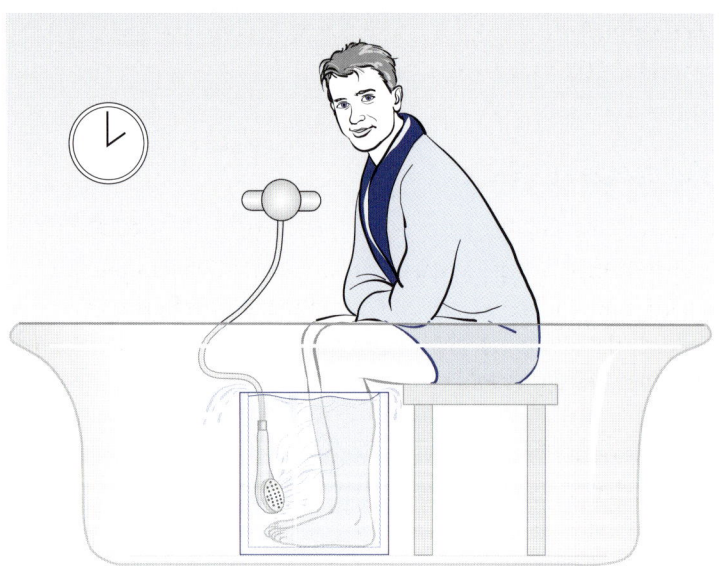

Abb. 13
Das ansteigende heiße
Fußbad in einfachster
Durchführung

Fließschnupfen

Bei wasserklarem, fortlaufend tropfendem, reichlichem und reizendem Nasenfluss, der die Nasenlöcher und Lippengegend entzündet, der sich im warmen Zimmer und am Abend verschlechtert und bei Kälte und frischer Luft verbessert und der oft mit nicht reizendem Tränenfluss einhergeht, wirkt eine homöopathische Zwiebelarznei meist verblüffend schnell und heilend. Dieser Fließschnupfen kann auch mit Reizung und Juckreiz im Kehlkopf einhergehen, begleitet von Husten mit dem Gefühl, als ob ein lästiges Häkchen im Hals wäre.

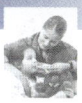

In diesem Fall werden je 5 Globuli Allium cepa D 10 gelutscht, anfangs $\frac{1}{4}$-stündlich, später – je nach Besserung – entsprechend seltener.

„Kneipp-Kur" der Nase

Kochsalz, ein halber gestrichener TL voll, kommt in $\frac{1}{4}$ Liter abgekochtes lauwarmes Wasser. Bei zurückgebeugtem Kopf werden im Liegen in jedes Nasenloch etwa je 1 TL oder 2-mal je eine Pipette voll Salzwasser eingeträufelt. Das Salzwasser bewirkt Schleimabsonderung, die ausgeschneuzt oder durch Räuspern aus der Mundhöhle entfernt wird. Man kann auch lauwarmes Salzwasser aufschnupfen, aber nicht allzu heftig, da sonst infektiöse Absonderungen in die Nasennebenhöhlen verschleppt werden.

Verstopfte Nase

In etwas lauwarmes Wasser kommen 10 Tropfen Glyzerin. Diese Lösung ist durch die Nase hochzuziehen, wobei 2–3 Spülungen pro Nasenloch notwendig sind, um die Nasenatmung zu befreien.

Auch das Rumpffreibebad kann die verstopfte Nase freimachen und einen Teil des Krankheitsprozesses ableiten.

Inhalationen

Die Inhalation von Apfelessig kann verstopfte Nasenwege freimachen. Weiteres siehe Kapitel „Inhalationen".

Schnupfen und beginnende Grippalinfekte sind immer Abwehr- und Reinigungsvorgänge, die nie wahllos durch chemische Mittel unterdrückt werden sollten. Oft spielt sich der Prozess fast nur im Bereich der Nasenwege ab, manchmal handelt es sich um eine schwerwiegende Infektion, die auf Nebenhöhlen, Rachen, Bronchien und Darm überzugreifen droht. Neben den oben angeführten jeweils passenden Maßnahmen kommen alle noch nicht erwähnten Anwendungen der Schnellbehandlungsserie I in Betracht.

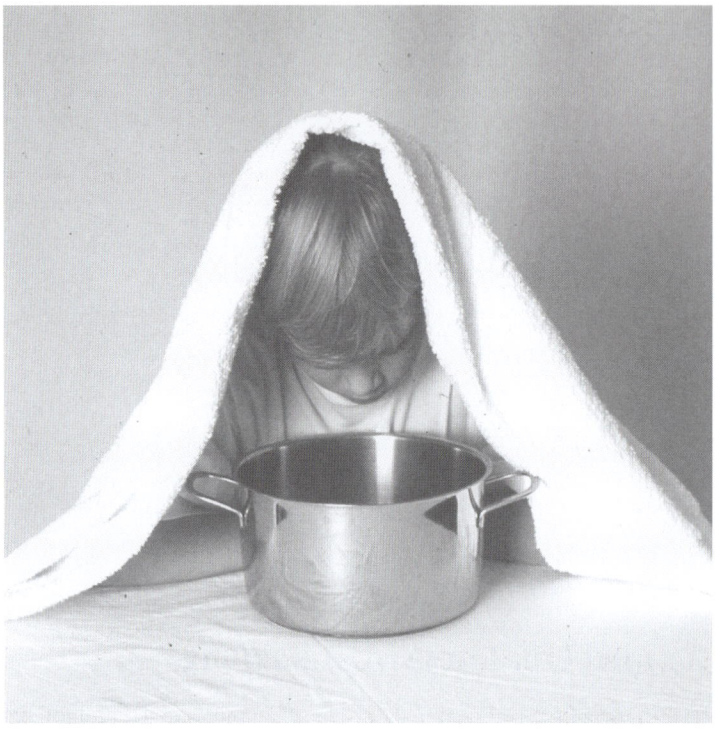

Säuglingsschnupfen

Die verstopfte Nase kann für Säugling und Mutter zum echten Problem werden. Die noch engen Luftwege kleiner Kinder werden rasch zu eng, wenn ein Virusinfekt die Schleimhäute anschwellen lässt. Die Nahrungsaufnahme kann dann verweigert werden.

Therapie
In $\frac{1}{2}$ Liter ausgekochten Wassers wird ein gestrichener TL Kochsalz gegeben und umgerührt. Alle 1–2 Stunden werden mit einer Pipette 2–3 Tropfen in jedes Nasenloch eingeträufelt. Über Nacht kann man eine 1%ige Meersalzsalbe (Apotheke) in die Nasenlöcher streichen. Im Schlafzimmer sollte durch Luftbefeuchtung eine Feuchtigkeit von 50–60% erreicht werden. Nach Dr. Bollag sollte man außerdem mit einer kleinen Plastiksaugpumpe (allenfalls auch Pipette) die Nase immer wieder von Sekreten befreien.

Grippalinfekte

Wenn die bereits zuvor geschilderte Behandlung bei beginnendem Infekt nicht ausreicht, ist weitere Bettruhe bei geöffnetem oder zumeist mehrfach zu öffnendem Fenster angezeigt. Reichliches Trinken heißer Kräutertees zur Giftausleitung und Durchwärmung ist wichtig. Bei höherem Fieber sind kühle Kräutertees günstiger. Abwehrsteigernde, entgiftende und bei Bedarf kreislauffördernde Arzneien (besonders bei älteren Kranken: Weißdornpräparat wie Crataegutt, Bericard) sollen möglichst früh eingesetzt werden.

Als weitere Maßnahmen kommen vor allem Einläufe, Rumpffreibebäder, Inhalationen, Wickel oder das abendliche Auslaugebad in Betracht. In intensiver und dadurch besonders wirksamer Form kann die Therapie folgendermaßen fortgesetzt werden:

Beispiel I für Intensivbehandlung

8 Uhr morgens: Trinken der salinischen Lösung, danach Einlauf, darauf Bürstenhalbbad, eventuell noch eine Schwitzpackung mit anschließendem Rumpffreibad, Bettruhe. 1 g Vitamin C (immer mit Basenpulver, siehe Seite 70).

12 Uhr Rumpffreibad mit nachfolgendem Einlauf, Bettruhe. $\frac{1}{2}$–1 g Vitamin C.

15 Uhr Rumpffreibad mit nachfolgendem Einlauf, Bettruhe. $\frac{1}{2}$–1 g Vitamin C.

18 Uhr Rumpffreibad oder Inhalation, danach Einlauf, Bettruhe. 1 g Vitamin C.

20 Uhr Priessnitz-Leibwickel über Nacht oder feuchte Wärme.

Beispiel II für Intensivbehandlung

8 Uhr morgens	Trinken der salinischen Lösung, danach Einlauf, anschließend Bürstenhalbbad mit Nachdunsten. Kaffeekohle oder Heilerde ($1/_2$–1 TL mit Wasser).
9–12 Uhr	Serienwaschung nach Kneipp, abzuschließen mit Rumpfreibebad und Einlauf. Kaffeekohle (Heilerde).
16 Uhr	Inhalation, danach Einlauf, bei Bedarf Wickel, Bettruhe. Kaffeekohle (Heilerde).
20 Uhr	Inhalation, danach Einlauf, abschließend Auslaugebad. Kaffeekohle (Heilerde).

Nach Abfieberung und Beschwerdefreiheit wird der Arzt ein bis zwei volle Ruhetage verordnen, an denen meist nur mehr wenige Nachbehandlungen stattfinden. Die Intensivbehandlung verkürzt erfahrungsgemäß die Erkrankungsdauer.

Aus der Praxis

Fall 3: Zwei Brüder von 6 und 10 Jahren waren in den Übergangsjahreszeiten fast dauernd krank. Außer den üblichen Kinder-Infektionskrankheiten wurden sie wiederholt von Grippalinfekten mit Komplikationen, wie vereiterten Mandeln, Mittelohrentzündung, Lungenentzündung, heimgesucht. Dabei steckten sie regelmäßig ihre Mutter an, so dass außer dem abwesenden Vater alles daheim krank war. Der Kinderarzt verordnete nur noch stärkste Medikamente, da alles andere nicht mehr zu wirken schien. Die Krankheitsanfälligkeit nahm alljährlich zu, und die Heilkraft der Erkrankten verminderte sich zusehends. Als in einem Jahr zum sechsten Male die „Grippe" ausbrach, wurde die Familie erstmals ohne Medikamente, jedoch mit Schnellbehandlungsserie und anschließender Intensivbehandlung „pauschal" behandelt. Am 4. Tag waren alle schon weitgehend wiederhergestellt, während sich sonst die Erkrankungen mit ihren Komplikationen wochenlang hinausgezogen hatten. Seither wurden Mutter und Kinder nur noch naturgemäß behandelt und erkranken nur noch selten. Abhärtungsmaßnahmen, Sport, Medikamenten- und Süßigkeitsverbot sowie radikale Einschränkung des vielen Fernsehens, das für Kinder sicher gesundheitsschädigend ist, wirkten sich so segensreich aus, dass aus den drei kränklichen, blassen „Zimmerpflanzen" heute bereits aufblühende Geschöpfe geworden sind.

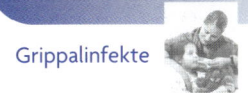

● Fall 4: Eine Geschäftsfrau, 65 Jahre alt, erkrankte plötzlich an einer bösartigen Grippeform, wobei wiederholte schwere Hustenanfälle mit blutig gefärbtem Auswurf, Erstickungszuständen, Kreislaufkollaps und starke Gelenkschmerzen auftraten. Die von einem Facharzt verordneten zahlreichen Medikamente erbrach sie alle. Deshalb verabreichte ihr der Gatte aus eigenem Entschluss eine Schwitzpackung, die sie aber nicht vertrug. Der hierauf zurate gezogene Verfasser verordnete salinische Darmberieselung, Einlaufserie und Serienwaschungen, worauf die Patientin gut ins Schwitzen kam und sich von Waschung zu Waschung wohler fühlte. Außerdem erhielt sie ein ho-

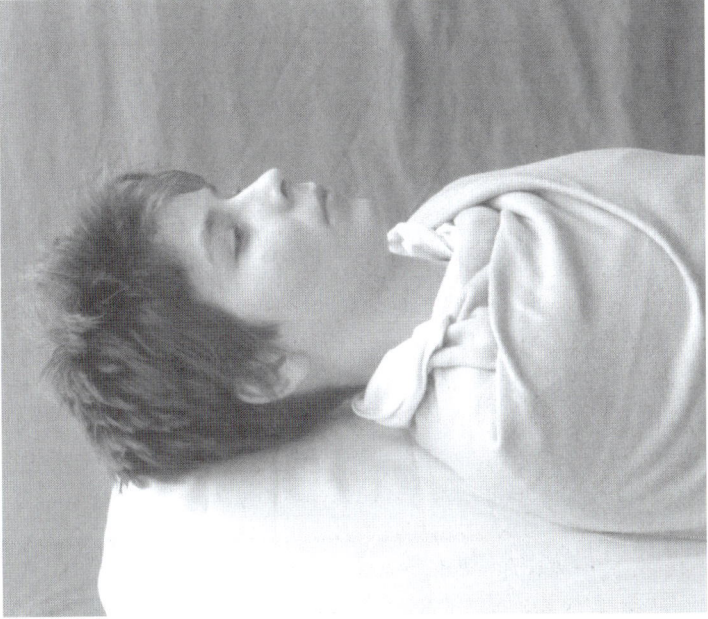

möopathisches Kreislaufmittel auf die Zunge und Einreibungen mit Spenglersan G und R. Diese Arzneien vertrug sie sehr gut. Noch am selben Tag wurden der bedrohliche Zustand und das Fieber beseitigt, und nach vier weiteren Behandlungstagen war die Patientin wieder ganz hergestellt. Ihre von der gleichen Erkrankung befallene Tochter wurde erst nach zweiwöchiger rein medikamentöser Behandlung im Krankenhaus in geschwächtem Zustand der häuslichen Pflege übergeben.

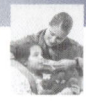

„Kopfgrippe", Gehirnhautreizung

Je gefährlicher sich eine Erkrankungsart auswirkt, desto energischer sollte die Ableitung betrieben werden. Die ärztlich überwachte Schnellbehandlungsserie II, auch mehrfach nacheinander angewendet, wirkt außerordentlich durchgreifend. Neben wiederholten Darmreinigungen kommt es auf wiederholtes Schwitzen mit anschließender Abkühlung im Rumpfreibebad an, damit der Kopf in Kürze frei wird und die Nackensteifigkeit als Symptom eines gefährlichen Kopfprozesses schwindet. In solchen Fällen wirkt fortlaufende Einnahme des Physio-JHP, dessen Inhalation durch Auflegen eines beträufelten Tuches über das Gesicht und außerdem das Cantharidenpflaster im Nacken schnell und überzeugend.

Aus der Praxis

● Fall 5: Bei einem 5-jährigen Sohn wohlhabender Eltern trat im Anschluss an eine Erkältungskrankheit mit Stockschnupfen plötzlich hohes Fieber, Kopfschmerz, Benommen- und Verworrenheit sowie Nackensteifigkeit auf. Der beigezogene Professor riet auf Überstellung in seine Klinik und Punktion der Hirn-Rückenmarkflüssigkeit. Da sich der Vater des Kindes dagegen zur Wehr setzte, erreichte er einen eintägigen Aufschub, währenddessen das Kind die neuesten Breitband-Antibiotika einnehmen sollte. Der Knabe erbrach jedoch sämtliche Mittel, und sein Zustand verschlechterte sich zusehends. Darauf bat der Vater den Verfasser um Hilfe. Es wurde die Schnellbehandlungsserie II ohne salinische Darmberieselung (die erbrochen worden wäre) verordnet. Schon 10 Minuten später, nämlich nach dem ersten Einlauf, der enorme Mengen übel riechenden Stuhles zur Entleerung brachte, ging es dem Kind augenscheinlich besser; und nach dem Rumpfreibebad war das bedrohliche Zustandsbild beseitigt, das Kind fast fieberfrei. Das im Nacken aufgelegte Cantharidenpflaster hatte bis zum nächsten Tag eine große Blase gezogen, aus der sich reichlich gelbliche Flüssigkeit entleerte. Danach war die Nackensteifigkeit endgültig beseitigt. Die Intensivbehandlungen am zweiten und dritten Tag sowie eine dreitägige Nachbehandlung machten den Jungen wieder ganz gesund.

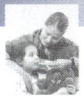

Akute infektiöse Magen-Darm-Erkrankungen („Bauchgrippe")

Es handelt sich um Viruserkrankungen, die besonders von Urlaubern in südlichen Gegenden gefürchtet sind, aber auch in unseren Zonen in verschiedenen Variationen auftreten. Die Erscheinungen reichen von den Symptomen eines „verdorbenen Magens" wie nach einer Lebensmittelvergiftung, mit Übelkeit und Erbrechen, bis zu Bauchkrämpfen, Durchfällen und Brechdurchfällen. Dabei muss nicht immer Fieber auftreten. Die naturgemäße Behandlung besteht vorwiegend aus Teefasten mit purem Kamillentee, Bettruhe, Wärme auf dem Bauch, salinischer Darmberieselung und heißer Kamillentee-Einlaufserie, die der Ausschwemmung der Krankheitsstoffe aus dem Darm dient. Unterstützungsmittel sind Heilerde oder Kaffeekohle, mehrfach trocken eingenommen, eingespeichelt und geschluckt, sowie allgemeine Entgiftungsmaßnahmen, zum Beispiel Auslaugebad oder Serienwaschung, je nach individuellem Bedürfnis. Bei häufig wässerigen Durchfällen sind geschabter Apfel, Karlsbader Zwieback, eventuell mit etwas Quark, erlaubt. Später kann mit dicker Schleimsuppe ein vorsichtiger Nahrungsaufbau durchgeführt werden.

Aus der Praxis

● Fall 6: Eine vierköpfige Familie bekam während eines Zelturlaubes in Italien Brechdurchfälle. Bei den Eltern überwogen zahlreiche reisschleimartige Durchfälle, von denen bald der Darmausgang wund wurde; bei den Kindern trat wiederholtes Erbrechen mit hohem Fieber in den Vordergrund. Die Behandlung bestand aus Fasten und Einläufen (6-mal täglich pro Person). Nach dem dritten Einlauf hörte das Brechen der Kinder und der Durchfall der Eltern auf, nach dem sechsten Einlauf war das Fieber beseitigt. Am dritten Tag fühlte sich die ganze Familie wieder gesund, äußerte nur starken Durst und Hunger. Der vorsichtige Kostaufbau wurde vertragen, so dass der Urlaub wieder voll genossen werden konnte.

Hals-, Rachen- und Mandelentzündung

Falls nach einer Schnellbehandlungsserie mit Gurgeln und Trinken von Salbeitee sowie Salzwasser-Aufschnupfen noch eine weitere Therapie erforderlich ist, haben sich Darmreinigungen, Schwitzen und mehrfach wiederholte Halswickel bewährt. Auch Rumpffreibebäder leiten spürbar ab und befreien die entzündete Gegend. Bei ernsteren Prozessen ist eine Intensivbehandlung zweckmäßig. Kaffeekohle oder Heilerde lokal und innerlich angewendet, allenfalls auch Spenglersan G, Symbioflor I, Vitamin C und andere, unterstützen wirksam die Behandlung. Vor zahlreichen Lutschpastillen, besonders wenn sie Antibiotika, Sulfonamide oder stark desinfizierende Chemikalien enthalten, ist wegen Schädigung der abwehrfähigen Mund- und Rachenflora abzuraten.

Wenn die Hals-Mandel-Rachenentzündung auf der rechten Seite beginnt und sich von 16–20 Uhr verschlimmert, wird der homöopathische Arzt an Lycopodium D 6 denken.

Bei Beginn der Erkrankung auf der linken Seite mit Entwicklung nach rechts, bei bläulich-livider Farbe der befallenen Gewebe und (nicht mechanisch bedingter) Atembeklemmung und Verschlimmerung im Laufe des nächtlichen Schlafes kommt Lachesis D 10 in Betracht. Die jeweils passende Arznei ist anfangs mehrmals einzunehmen (wie die anderen beschriebenen Homöopathika).

Aus der Praxis

● Fall 7: Ein Geschäftsführer, Junggeselle, 41 Jahre alt, erkältete sich und erwachte am nächsten Morgen wie zerschlagen, heiser, mit geschwollenen Mandeln und leichtem Fieber. Die angeratene Schnellbehandlungsserie II führte er nicht durch, weil er weder Einlaufgerät noch salinische Mittel daheim hatte und sich zu elend fühlte, das Haus zu verlassen. Teefasten, Schwitzen und 5 Rumpffreibebäder bei 18 °C genügten aber, um ihn schon am Abend des ersten Tages so lebendig und den Hals so frei zu machen, dass er nur bei dieser Therapie verblieb, um schon am zweiten Tag wieder berufstätig zu sein.

Akute Luftröhrenentzündung (Bronchitis)

Auch hier hat sich nach einer Schnellbehandlungsserie die Intensivtherapie besonders bewährt. Ansonsten entspricht die Behandlung der des Grippalinfektes, wobei wiederholte Inhalationen, kalte Brustwickel oder aber auch heiße Brustumschläge, am besten mit Salzwasser, besonders hilfreich sind. Heiße Ölauflagen („Ölfleck") auf das Brustbein mit daraufgelegter heißer Wärmeflasche lindern Schmer-

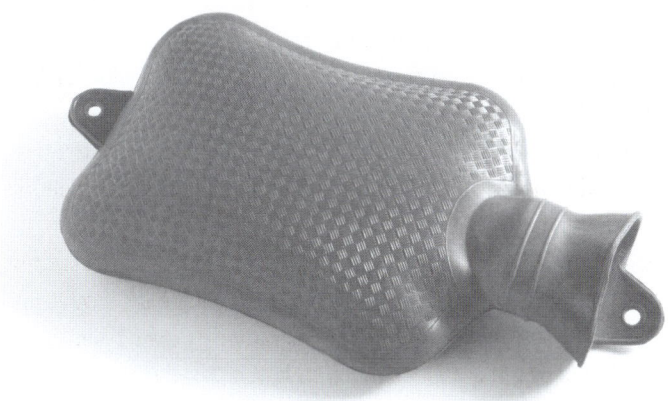

zen und beschleunigen die Heilung. Bei trockenen Katarrhen, bellendem Husten, fehlendem Auswurf, ist immer wieder heißer Kräutertee mit Honig zu verabreichen, zum Beispiel Bronchialtee akut (Seite 68). Unterstützend sind abwehrsteigernde Mittel, im Besonderen auch die homöopathischen Husteel und Drosera-heel (1) in stündlichem Wechsel günstig. Da eine Bronchitis bei kalten und feuchten Füßen nicht heilen kann, ist mit heißen Fußbädern, Trockenbürsten, Wechselbädern, Bürsten-Halbbädern und Wärmeflaschen für besonders gute Fußdurchblutung zu sorgen.

Lungenentzündung

● Fall 8: Eine Zahnarzttochter, 13 Jahre alt, erkrankte im Anschluss an einen übergangenen Grippalinfekt an Lungenentzündung mit 40,2 °C Fieber. Bisher war das zarte Mädchen schon zweimal daran erkrankt gewesen und hatte trotz intensiver medikamentöser Therapie jedes Mal wochenlang gebraucht, bis der Schulbesuch wieder möglich wurde. Diesmal erhielt sie jedoch die Schnellbehandlungsserie II, die den Zustand entscheidend verbesserte und das Fieber auf 38,1 °C senkte. Anschließend bekam sie Serienwaschungen, Einläufe, Rumpfreibebäder, Brustwickel sowie Spenglersan G und Vitamin C. Am dritten Tag war sie endgültig fieberfrei, frisch und äußerte kräftigen Appetit. Fünf Tage danach besuchte sie in gutem Zustand wieder die Schule.

Röteln, Masern, Scharlach

Viele Ausschläge entstehen durch „Ausschlagen" von Krankheitsstoffen aus dem Körperinneren. Sie sind als „Fingerzeig der Natur" aufzufassen, über die Haut abzuleiten. Bei stark entwickelten Ausschlägen zeigen Infektionskrankheiten selten Komplikationen, da schon von Natur aus für gute Giftableitung gesorgt ist. Alle Ableitungsverfahren über die Haut, Serienwaschungen, Schwitzpackungen, Auslaugebäder und vor allem die „Salzhemden" stehen im Vordergrund der Behandlung. Auf Darmreinigungen darf nie verzichtet werden. Bei Komplikationen wie Hirnerscheinungen soll außerdem wie bei der „Kopfgrippe" (Seite 96) vorgegangen werden. Bei Bronchitis, wie auf Seite 99 beschrieben, und bei Nierenbeteiligung (Scharlachnephritis) ist vor allem strengstes Teefasten geboten. Bei frühzeitig einsetzender natürlicher Behandlung verlaufen obige Erkrankungen im Allgemeinen schnell, leicht und komplikationslos (siehe Fall 1).

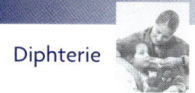

Diphtherie

Da die Diphtherie heute krankenhauspflichtig ist, wird nachstehend eine Krankengeschichte aus früherer Zeit wiedergegeben, um die Wirkungskraft richtig eingesetzter Naturheilbehandlung aufzuzeigen. (12)

● Fall 9: Ein Knabe, 10 Jahre alt, lag mit schwerster Diphtherie todkrank danieder. Sein Gesicht war schon bläulich verfärbt, sein Hals dick geschwollen, sein Puls nur mehr schwach und das Bewusstsein getrübt. Nachdem der Facharzt sein Möglichstes getan hatte, musste er schließlich den Zustand für hoffnungslos erklären. Da wandten sich die verzweifelten Eltern noch an einen naturheilkundig erfahrenen Arzt. Dieser berichtet: „Ich ließ sofort einen Einlauf machen, der nur schwachen Erfolg hatte. Dann erhielt der Patient einen Leibwickel mit kaltem Wasser und wollener Bedeckung, eine Wärmeflasche an die Füße und je eine an beide Körperseiten, über das Ganze ein Federbett. Nach 20 Minuten Dauer trat reichlicher Schweiß auf. Nachdem das Schwitzen eine Viertelstunde gedauert hatte, wurde der Patient schnell entkleidet und erhielt ein Rumpffreibad von 10 Minuten Dauer, in welchem er anfing, stark zu husten und Schleimfetzen mit Belag auszuspeien. Darauf folgte sofort wieder eine Schwitzpackung und darauf wieder ein Rumpffreibad. Währenddessen hatte sich der Zustand bedeutend verbessert. Der Kranke blickte klar um sich und hatte spontan einen voluminösen Stuhlgang. Die Temperatur war binnen 2 Stunden von 40 auf 37 °C gesunken. Nach der nächsten Schwitzprozedur mit nachfolgendem Rumpffreibad verlangte der Patient zu essen und schlief ein. Am dritten Tag konnte er bereits aufstehen; eine leichte Nierenentzündung wurde durch die Rumpffreibäder in 14 Tagen behoben" (12).

Aus der Praxis

Akute Mittelohrentzündung

Auch diese ist als Allgemeinerkrankung aufzufassen und danach zu behandeln. Sie spricht auf Darmableitungen, Schwitzmaßnahmen, Rumpffreibebäder und andere Ableitungen, wie beispielsweise Essigstrümpfe, überzeugend an. Ein Cantharidenpflaster am Warzenfortsatz kann Trommelfelldurchbruch und Überschreiten der Eiterung auf den Knochen verhindern.

Aus der Praxis

● Fall 10: Ein Musiklehrer, 28 Jahre alt, litt seit der Kindheit wiederholt an Mittelohrentzündung. Dabei wurde einmal sein rechtes Trommelfell durchbrochen, so dass bei jeder Neuerkrankung eitrige Flüssigkeit aus dem Ohr floss. Stets benötigte er etliche Wochen, bis das Ohr wieder trocken und heil wurde. Als nach einer Erkältung neuerlich ein akuter Mittelohrprozess ausbrach und er sich nach 7-tägiger medikamentöser Behandlung nicht wesentlich gebessert fühlte, unterzog er sich der Schnellbehandlungsserie I. Dabei erhielt er Vitamin C und ein Cantharidenpflaster. Schon am nächsten Morgen war für ihn „ein Wunder eingetreten". Die Beschwerden waren beseitigt und das Ohr nahezu trocken. Nach zweitägiger weiterer Ableitungsbehandlung war er völlig beschwerdefrei.

Eine Anzahl anderer Fälle bei Erwachsenen und Kindern ist im Grundlagenbuch des Verfassers beschrieben (9). Gewiss sind hier und dort nur erfolgreich behandelte Fälle dargestellt, aber es ist grundsätzlich daran zu zweifeln, ob es bei rechtzeitiger und richtiger naturgemäßer Therapie überhaupt erfolglos behandelte akut infektiöse Fälle geben kann. Denn immer werden intensive Entgiftungs- und Ableitungsmaßnahmen zumindest deutliche Entlastung und Verbesserung des Gesamtzustandes des Kranken, Steigerung der körperlichen Widerstandskraft und somit einen gewissen Erfolg mit sich bringen. Zu entscheiden allerdings, ob diese Maßnahmen allein schon zur Heilung ausreichen oder ob eventuell noch andere Hilfen aus dem gesamten Rüstzeug der Heilkunde zusätzlich eingesetzt werden sollen, das obliegt in jedem einzelnen Fall der Verantwortung des Arztes. Es kommt ja nicht darauf an, dass ein Kranker etwa nur mit dieser oder nur mit jener Methode kuriert wird, sondern es kommt darauf an, dass er so rasch und so gründlich wie möglich mit den harmlosesten Mitteln geheilt wird, ohne dass er Nebenwirkungen, vermeidbare Komplikationen oder sonstige Therapieschäden befürchten oder gar erleiden muss. Sollten aber einmal Antibiotika oder andere Präparate mit möglichen Nebenwirkungen angewendet werden müssen, so wird die gleichzeitige Naturheilbehandlung für bessere Verträglichkeit und raschere Gesundung sorgen.

Von richtiger naturheilkundiger Behandlung kann man mit Nachdruck bekunden, dass sie der obersten Maxime jedes ärztlichen Handelns, nämlich dem *Primum nil nocere! – Vor allem nicht schaden!* –

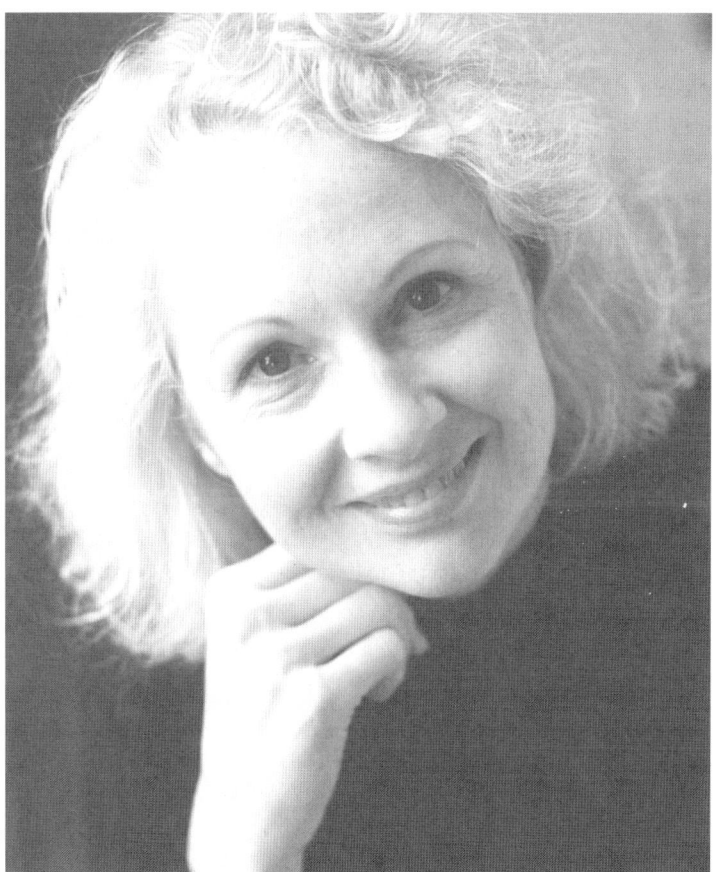

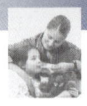

wahrhaft entspricht. Weiterhin kommt noch der große Vorteil des Zeitgewinnes hinzu. Obwohl bereits erwähnt, sei hier nochmals ein Lehrsatz der natürlichen Heilweise betont:

Der Lehrsatz der natürlichen Heilweise

Die naturgemäßen Behandlungsmethoden sind bei den akuten Erkältungs- und Infektionskrankheiten weitgehend unabhängig von der Diagnose!

Bei dieser Therapieform ist es daher nicht entscheidend, ob gerade diese oder jene Virusinfektion, ob eine Halsentzündung, Bronchitis oder Grippe, ob Masern, Mumps, Feuchtblattern oder eine andere Krankheit ausgebrütet wird oder schon ausgebrochen ist! Es ist für den Arzt hingegen entscheidend, dass er zumeist keine weitere Zeit durch besondere abklärende Untersuchungen verlieren lassen darf. Das ist deshalb möglich, da die naturgemäße Therapie eine so intensive allgemeine Entgiftung und Abwehrsteigerung des Organismus erstrebt, dass sie die spezifische Krankheitsbekämpfung unbesorgt der Natur überlassen kann. Die entgiftenden, ausscheidenden, ausleerenden und abwehrsteigernden Maßnahmen besitzen die Gewalt, die Weiterentwicklung der akuten Infektion in Kürze zu hemmen; sie können den Mikroben ihren neuen Lebensraum im Körper rasch verleiden und sie häufig zu einer so baldigen und gründlichen Ausscheidung bringen, dass die Heilungsdauer dieser Krankheiten oft unglaublich verkürzt wird. Das ist keine bloße Theorie, sondern alltägliche Erfahrung aus der Praxis.

Und nicht zuletzt pflegt die naturgemäße Therapie die Wiedergewinnung der Gesundungskraft nach einer Erkrankung rasch und komplikationsfrei eintreten zu lassen.

Alle diese Eigenschaften, nämlich Unschädlichkeit, Zeitgewinn und kurze Rekonvaleszenz sowie vor allem die in der Praxis bestätigten Heilerfolge sind es, die eine natürliche Behandlung wahrhaft rechtfertigen und allen persönlichen Einsatz, alle Mitarbeit und Mühe des Kranken für die eigene Gesundung reichlich lohnen.

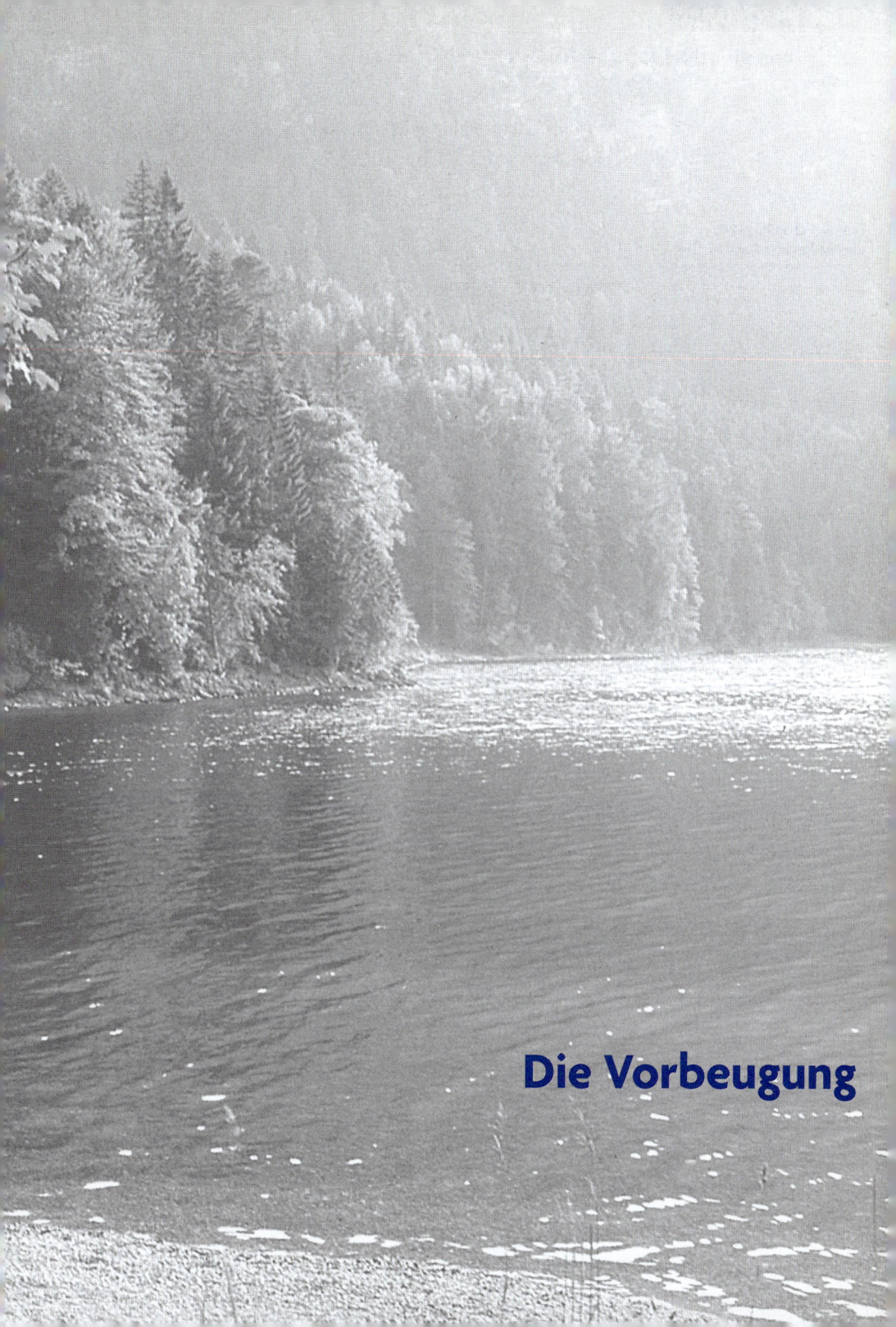

Die Vorbeugung

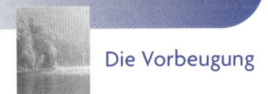

Die gesunde Ernährung

Vorbeugen kann man durch eine möglichst gesunde Ernährungsweise und durch eine möglichst gesunde Lebensweise.

Alle Zellen, alle Organe und der ganze Körper sind umso gesünder, widerstandsfähiger und leistungskräftiger, je besser sie ernährt sind. Millionen Menschen bemühen sich daher bewusst um gesunde Ernährung. Die meisten von ihnen verzehren aus diesem Grund möglichst viel „gesunde" Speisen; Lebensmittel, von denen sie gehört haben, dass sie viele Vitamine, Spurenelemente oder sonstige Wirkstoffe enthalten oder von denen sie glauben, dass sie aus anderen Gründen sehr wertvoll sind. Sie meiden auch verschiedene „ungesunde" Nahrungsmittel, besitzen aber darüber, was „gesund" oder „ungesund" sein könnte, oft die widersprechendsten Auffassungen. Und die wenigsten erzielen dadurch eine bessere Gesundheit, Leistungskraft und Widerstandsfähigkeit gegen Infekte.

Die Ernährung des Körpers wird von zwei Faktoren bewerkstelligt:

1. von der *Nahrung* und
2. von der *Verdauung*.

Berücksichtigt man nur einen Faktor, nämlich die Nahrung, wie es heute meist der Fall ist, dann ist gute Ernährung des Körpers nur erzielbar, wenn der andere Faktor, die Verdauung, vollwertig und vollkommen ist. Nun besteht aber heute bei den allerwenigsten Menschen noch diese Voraussetzung einer gesunden Ernährung; es fehlt die vollkommen intakte Verdauungsfähigkeit der aufgenommenen Speisen; es fehlt die vollkommene Gesundheit des Verdauungsapparates! Wer optimale Ernährung des Menschen daher nur durch Berücksichtigung des Faktors Nahrung erzielen will, gleicht jenem, der den Gaul von hinten aufzuzäumen sucht! Als erstes muss die Voraussetzung richtiger Ernährung, die Gesundung und Ertüchtigung des Verdauungsapparates erstrebt werden!

Der Pionier einer gesünderen Ernährungsweise, der österreichische Arzt Dr. Franz Xaver Mayr, hat anhand seiner 65-jährigen Forschungsarbeiten nachgewiesen: Die Verdauungsorgane der allermeisten Zivilisationsmenschen arbeiten unrationell und mangelhaft. Sie sind überfordert, verschlackt und leistungsschwach. Nicht wenige Anteile der so oft im Übermaß verzehrten Speisen bleiben im feucht-warmen Magen-Darm-Trakt halb verdaut oder unverdaut liegen und fallen der giftigen Zersetzung, Gärung oder Fäulnis anheim. Schädliche Schmarotzerbakterien haben sich im Darmtrakt angesiedelt und oft in großer Menge vermehrt. Die durch Bakterien und Nahrungszersetzung entstehenden Gifte beeinträchtigen verschieden Funktionen des Organismus, fördern die Verschlackung, verändern das Milieu, vermindern die Widerstandskraft und bereiten die Entstehung von Leiden vor. Die heute so enorme Zahl von Kranken, die an Magenentzündung, Geschwüren, Leber- und Gallenschäden, Stuhlverstopfung, Durchfallneigung, Blähsucht, Dyspepsie, Dysbakterie, Magen-, Leber-, Darmkrebs leiden, bestätigt die große Verbreitung der schon fortgeschritteneren Verdauungsschäden. Das Heer der weniger Verdauungsgestörten – aber nicht Verdauungsgesunden! – ist noch größer. Zu ihm gehören auch alle jene Menschen, die sich irrtümlich für verdauungsgesund halten, obwohl sie es sicher nicht mehr sind, weil – von ihnen unbemerkt – ihre Nahrung unzureichend verdaut wird. Regelmäßige Darmentleerungen beweisen allein noch keine gesunde Verdauung.

Die Forschung von F.X. Mayr haben durch ihre objektiven Kriterien gefährliche Illusionen um den Ernährungs- und Gesundheitszustand des heutigen Menschen zerstört und völlig neuen Erkenntnissen und Möglichkeiten den Weg gebahnt. So stellt nach Mayr die fehlerhafte Kostverarbeitung im Magen-Darm-Trakt, die Verdauungsschwäche, Darmträgheit und Selbstvergiftung vom Darm das verbreitetste, folgenreichste und dennoch am wenigsten beachtete Übel dar, das die Ernährung des Menschen beeinträchtigt, seine Gesundheit untergräbt und ihn allmählich krank, vorzeitig alt und hässlich macht.

Nach Kuhne heißt es: „Die Verdauungsstörung ist die Mutter aller Krankheiten!" und nach Metschnikow entstand der Volksspruch: „Im Darm sitzt der Tod!"

Der Darm, dieser Schlüssel für Vorbeugung, Ernährung und Gesundung, kann in wirksamster Weise durch die natürliche Darmreinigungs- und Regenerationskur nach F. X. Mayr (Mayr-Kur) gereinigt, entgiftet und wieder ertüchtigt werden. Als Folge der Darmgesundung entschlacken sich auch die übrigen nicht vollgesunden Körperteile, Säfte und Gewebe, normalisiert sich das Milieu und verbessert sich die Gesundungs- und Widerstandskraft des Organismus. Verschiedenste Störungen, Leiden und Gebrechen verschwinden, darunter auch solche, die scheinbar mit dem Verdauungstrakt keinen Zusammenhang besitzen. Die Darmgesundung hebt den Gesamtzustand des Menschen auf eine neue Basis und vermittelt ein neues Lebensgefühl. Dabei erlebt man, dass sich durch die Gesundung der Verdauungsorgane eine gesündere Ernährungsweise ganz natürlich, wie von selbst ergibt. Es zeigt sich dann, dass die Frage:

„Wie viel, wie oft, wann und was soll man essen, um sich gesund zu ernähren?"

nur individuell zu beantworten ist. Aber man weiß nun viel sicherer seine Antwort darauf, was und wie es der Körper wirklich benötigt. Allgemeingültig lässt sich hier jedoch schon sagen, dass die heute verbreitete Falschernährung mit Fleisch-Überkonsum oder mit viel zu großen Obst- und Rohkostmengen sowie dem bei Kindern und Erwachsenen übersteigerten Zucker- und Süßigkeitskonsum vielseitig schädlich ist und die Widerstandskraft gegen Infekte und andere Erkrankungen untergräbt. Die Arbeiten von F. X. Mayr und seiner Schüler dienen der Aufklärung dieser Fragen um Vorbeugung, Verdauung, Ernährung und Gesundung des heutigen Menschen (13 ff).

Zusammenfassung

Vorbeugen heißt in erster Linie, den gesamten Menschen von Zeit zu Zeit durch Darmreinigungs- und Regenerationskuren, wie die Mayr-Kuren, zu entschlacken, seine Verdauung zu ertüchtigen und ihn durch eine neugewonnene, verbesserte Ernährung gesünder, leistungsfähiger und widerstandskräftiger zu machen.

Die gesunde Lebensweise

Das Atomzeitalter mit seiner Hast und Unruhe, seinen technischen Umwälzungen, mit seiner Entfremdung von der Natur macht es den höher zivilisierten Völkern schwer, auch nur einigermaßen gesund und naturgemäß zu leben. Aber je mehr Schädigungsfaktoren auf den Einzelnen einwirken – berufliche Überforderung, Zeitnot, Lärm und anderes –, desto mehr muss er sich um eine vernünftig geordnete, harmonisierte, kräfteschonende und kräfteerhaltende Lebensführung bemühen.

Als erstes Gebot gilt es, vermeidbare krankmachende Fehler abzustellen. Dazu gehören körperlicher und seelischer Raubbau, Fehleinschätzung und Missbrauch der eigenen Kraftreserven, unmäßiger Genuss aufputschender Mittel, Kaffee, Alkohol, Nikotin, Drogen und andere mehr. Auch die chronische Übermüdung muss als schwere gesundheitliche Störquelle beseitigt werden, gleich ob sie durch Dauerfernsehen, zu spätes Schlafengehen oder sonstige zum Großteil vermeidbare Überforderungen des vegetativen Nervensystems zustande gekommen ist. Nach Professor Salmanoff gibt es keine Krankheit ohne vorherige Ermüdung! (16)

Als zweites Gebot gilt es, regelmäßig einen gesunden, erholsamen Ausgleich zur Alltagsbetätigung zu betreiben, wie Wandern, Gartenarbeit oder Sport. So wird am besten alle Müdigkeit behoben, der berufsbedingte Verschleiß aufgehalten, Abstand von Sorgen und Lebensbelastungen erzielt und neue Spannkraft gewonnen. Seume (1776–1810), der einst zu Fuß bis Syrakus wanderte, riefe auch dem heutigen Autofahrer zu: „Es ginge vieles besser, wenn man mehr ginge" (17). Gesundheit lässt sich nicht ersitzen!

Das dritte Gebot ist die Pflege naturgemäßer Vorbeugungsmaßnahmen, wie Anwendung der Rumpffreibebäder, Wechselduschen, Sauna, Massagen, Licht-, Luft-, Sonnenbäder und andere mehr. Sie entgiften den Organismus, trainieren Haut- und Kreislaufsystem und halten den Menschen jung, elastisch und abwehrkräftig.

Über diese Gebote hinausreichend, kommt dem Einsatz seelisch-geistiger Kräfte gesundheitsentscheidende Bedeutung zu. Will der

Zitat

Gesundheit erflehen die Menschen von den Göttern; dass es aber in ihrer Hand liegt, diese zu bewahren, daran denken sie nicht. Demokrit (460 v. Chr.)

Mensch nicht innerlich verwelken, sondern aufblühen, muss er sich und anderen Freude bereiten. Er muss sich ein erstrebenswertes Ziel vor Augen stellen, seinem Dasein Sinn und Berechtigung verleihen und mit besten Kräften nach einem glückerfüllten Leben streben. Unter Glück ist aber nicht ein erfreulicher Zufall oder der Rausch kurzer Stunden gemeint. Echtes Glück ist allein „die Freude des Schaffenden an seinem Werk" (18). Glück ist ein freudevolles Wirken, ein Schaffen an einem positiven Aufbau im Aufgabenkreis jedes Menschen. Im Rahmen der Gesundung, des Berufes, der Liebe, Ehe, Familie, des Heimes, der Freizeit, der höheren Bestrebungen in sittlicher und geistiger Hinsicht steht jedem Einzelnen ein unbegrenztes Betätigungsfeld offen. Jeder, der danach trachtet, die Vielfalt der ihm gebotenen Glücksmöglichkeiten zu erkennen und durch richtiges Tun zur Erfüllung zu bringen, der entwickelt in sich neue Kräfte. Diese Kräfte sind machtvolle Schöpfungskräfte, die den ganzen Menschen durchstrahlen, sein Innenleben harmonisieren und sein Lebensgefühl glückhaft erhöhen. So beflügeln sie auch den „inneren Arzt", treiben die Genesung voran und stärken die Heilkraft zur Erneuerung der Gesundheit.

Möge die vorliegende Schrift vielen Suchenden den Weg dazu bereiten!

Anhang

Anmerkungen und Literaturverweise

(1) Brauchle, A.: Naturheilkunde des praktischen Arztes, Bd. II, Stuttgart 1953, Hippokrates Verlag

(2) Laut amerikanischen Zahlen reicht die durchschnittliche Popularitäts- und Wunderdauer der seit 1947 in Umlauf gesetzten miracle drugs nur 4 Jahre! (Erfahrungsheilkunde 16 (1967).

(3) Deichmann, H.: „Erfahrungsheilkunde heute", Erfahrungsheilkunde 15 (1966). 10. Ulm/Donau. Karl F. Haug Verlag.

(4) Die Darstellung dieser Kapitel ist den entsprechenden Teilen des Grundlagenbuches des Verfassers: Blut- und Säftereinigung, Milde Ableitungskur, angepasst. In der vorliegenden Broschüre wird jedoch vermehrt auf praktische Belange, Auswahl und Durchführung der Heilmaßnahmen bei akuten Infekten eingegangen. Beide Schriften ergänzen einander.

(5) F.X. Passagesalz. Mayberg-Pharmazeutik, Stuttgart-Bad Cannstatt.

(6) Mordhorst, G.: Balneologische Maßnahmen und akuter Infekt. Erfahrungsheilkunde 1969/11.

(7) Ein ähnliches Phänomen zeigt sich bei Entschlackungskuren: Bei täglich badenden Patienten wird das ansonsten verhältnismäßig reine Badewasser an Krisentagen, das heißt an Tagen, an denen mehr Schlackstoffe in das Blut gelangen, plötzlich schmutzig, und die Badewanne weist einen grau-schmierigen Schmutzrand auf. Siehe auch: Rauch, E.: Die Darmreinigung nach Dr. F.X. Mayr, Karl F. Haug Verlag (2001).

(8) Kuhne, Louis: Die neue Heilwissenschaft. 23. Aufl., Leipzig 1896, Kuhne Verlag.

(9) Rauch, E.: Blut- und Säftereinigung. Milde Ableitungskur. Karl F. Haug Verlag (1998).

(10) Burgerstein, L.: Heilwirkung von Nährstoffen. Orthomolekulare Medizin. Karl F. Haug Verlag, Heidelberg.

(11) Spenglersan/Meckel, Bad Godesberg, bzw. Gebro, Fieberbrunn, Tirol

(12) Rosendorff, A.: Neue Erkenntnisse der Naturheilbehandlung aus fünfzigjähriger Praxis. Bietigheim/Württ. 1961, Turm Verlag.

(13) Mayr, Dr. F.X.: Fundamente zur Diagnostik der Verdauungskrankheiten. Goisern (O.-Ö.) 1921. Verlag Neues Leben.
–: Die Darmträgheit, 3. Aufl. Goisern (O.-Ö.) 1953. Verlag Neues Leben.
–: Wann ist unser Verdauungsapparat in Ordnung? 2. Aufl. Goisern (O.-Ö.) 1951. Verlag Neues Leben.
–: Schönheit und Verdauung, 2. Aufl. Goisern (O.-Ö.). Verlag Neues Leben.

(14) Rauch, E.: Die Darmreinigung nach F.X. Mayr. Karl F. Haug Verlag, Heidelberg (2001).
–: Blut- und Säftereinigung. Milde Ableitungskur. Karl F. Haug Verlag, Heidelberg (1998).
–: Die F.X. Mayr Kur ... und danach gesünder leben. Karl F. Haug Verlag, Heidelberg (2001).

(15) Bartussek, A.: Darm, Ernährung, Gesundheit, München 1954. Drei Eichen Verlag.

(16) Salmanoff, A.: Geheimnisvolle Weisheit des Leibes. Ulm/Donau 1961. Karl F. Haug Verlag.

(17) Seume, Johann Gottfried: Spaziergang nach Syrakus. 1803.

(18) Bo Yin Ra: Das Buch vom Glück. Basel. Kobersche Verlagsbuchhandlung.

(19) Rauch, E.: Natürlich gesund mit Heilkräuter-Kuren. Karl F. Haug Verlag in MVS Medizinverlage Stuttgart (2002).

Über den Autor

Medizinalrat Dr. Erich Rauch konnte als junger Klinikarzt so hervorragende Heilerfolge Dr. Mayrs miterleben, dass er sich entschloss, seinem Weg zu folgen. Er wurde sein persönlicher Schüler. Seit dieser Zeit, seit 50 Jahren, hat sich Dr. Rauch auf die Methode Mayrs und weitere ergänzende natürliche Heilverfahren spezialisiert und diese durch zusätzliche Heilmaßnahmen ergänzt. So haben seine Milde Ableitungskur, Basentherapie und psychologischen Richtlinien die Anwendungsbreite der Mayr-Therapie noch viel größeren Personenkreisen zugänglich gemacht.

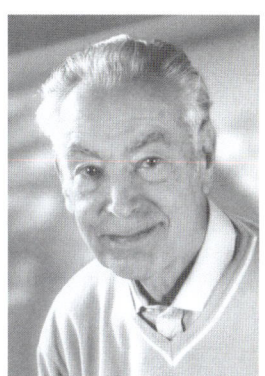

Heute steht der Name Dr. Rauch mit den elf von ihm verfassten Top-Titeln zum „naturgemäßen Vorbeugen und Heilen" wie kein anderer für das erfolgreiche Leben nach dem F. X. Mayr-Gedanken. In diesem Sinne leitete er bis vor kurzem ein großes Gesundheitszentrum in Österreich und setzte sich als langjähriger Präsident und heute als Ehrenvorsitzender der „Internationalen Gesellschaft der Mayr-Ärzte e. V." weiterhin für Ausbildungslehrgänge für Ärzte und die weitere Verbreitung der Mayr-Idee ein.

Das sichtbare Ergebnis seiner Arbeit lässt sich an der ständig wachsenden Zahl von Ärzten erkennen, die bereits aus aller Welt zu ihm kommen, um diese Methode zu erlernen, sowie an den mehreren Hunderttausenden seiner Bücher, die im Umlauf sind und von denen schon zahlreiche Übersetzungen in Fremdsprachen vorliegen.

Anschrift des Autors:

Medizinalrat
Dr. Erich Rauch
c/o Gesundheitszentrum Golfhotel am Wörthersee
A-9082 Maria Wörth-Dellach, Kärnten

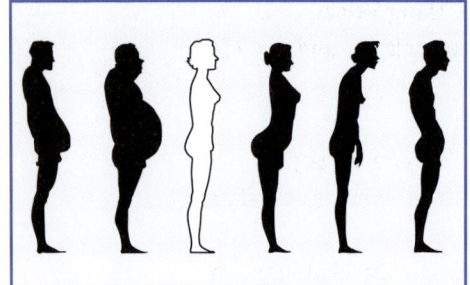

Vorbeugen und Heilen mit den Top-Titeln von Dr. med. Erich Rauch

Gesundheit, Wohlbefinden und Glück aus eigener Kraft. Entdecken Sie das ganzheitliche Wellness-Konzept aus 50-jähriger Praxis des berühmten Mayr-Arztes.

● Die Darmreinigung nach F.X. Mayr. 42, Auflage, Karl F. Haug Verlag
Das Original-Standardwerk von Dr. Rauch zur Welterfolgskur. Es informiert Sie über alle Details der Kur zu ihrer exakten und spielerisch leichten Durchführung.

● Die F.X. Mayr-Kur und danach gesünder leben.
4. Auflage, Karl F. Haug Verlag
Das Mayr-Buch für Fortgeschrittene mit den hilfreichen Ergänzungen und Erweiterungen von Dr. Rauch. So entschlacken Sie gründlich und finden den Weg zu einer gesunden Ernährungsweise nach der Kur.

● Blut- und Säftereinigung – Milde Ableitungskur. 21. Auflage,
Karl F. Haug Verlag
Die mildeste Variante im Sinne F.X. Mayrs. Zusätzliche Heilanwendungen verbessern Entgiftungs- und Regenerationswirkung: Kuhnebäder, Auslaugebäder und Therapie akuter Fälle. Lesen Sie auch, wie man den Blut-Säftezustand erkennen kann.

● Milde Ableitungsdiät. Verfasst mit Küchenchef Peter Mayr.
15. Auflage, Karl F. Haug Verlag
Das Originalwerk über die Heilkost der milden Ableitungskur. Kochrezepte in drei Abstufungen, Richtlinien für eine gesunde Dauerkost.

● Schnell & einfach: Milde Ableitungsdiät. Verfasst mit Küchenchef Peter Mayr. Karl F. Haug Verlag
Der ideale Einstieg in die Erfolgskur. So kochen Sie gesund und sparen Zeit in der Küche.

- Autosuggestion und Heilung. 6. Auflage, Karl F. Haug Verlag
  Die leicht erlernbare Technik zur positiven Lebensgestaltung und zur Mo-bilisierung brachliegender Selbst-Heilkräfte.

- Anleitung zur Autosuggestion. 6. Auflage, Karl F. Haug Verlag
  Fibel für zehn Selbsthilfe-Übungen. Allgemeine Heilsuggestion. Autosuggestion Plus.

- Natürlich Gesund mit Heilkräuter-Kuren. Verfasst mit Heilpflanzen-experten Dr. P. Kruletz.
  3. Auflage, Karl F. Haug Verlag
  Systematische Anwendung von Einzelpflanzen und Kombinationen bei ver-schiedenen Erkrankungsformen von A wie Augenleiden, B wie Bronchial-leiden, über Darm-, Leber-, Gallen-, Magenleiden bis Z wie Zahnfleischkuren.

- Naturheilbehandlung für zu Hause und unterwegs.
  17. Auflage, Karl F. Haug Verlag
  Schnell wirkendes, selbst durchzuführendes Heilen ohne Nebenwirkungen mit richtig angewendeten Maßnahmen von Kuhnebädern bis Darmreinigung. Viele Dankschreiben.

- Spiritualität und höhere Heilung. Karl F. Haug Verlag
  Ausgehend von Parallelen in allen Kulturreligionen und heiligen Büchern von der Bibel, den Veden, Upanishaden bis zum I GING werden seit Jahrtausen-den bewährte spirituelle Möglichkeiten zur Förderung echter Heilvorgänge dargestellt, insbesondere mehrere Meditationsformen, Mantra-Praxis und die Kunst des echten Betens.

- Sieben Heilwege für Seele und Körper. Karl F. Haug Verlag
  Ein Selbsthilfebuch, in dem Rauch das praktische Erfahrungskonzept seines bis-herigen Arztlebens in sieben sich ergänzenden Heilwegen darstellt. Anhand ein-drucksvoller Fälle werden • Bewegung, • Mayr-Fastenkuren, • Bewusste Auto-suggestion, • Imagination, • Gezielte Glücksgestaltung, • Leidentwertung und • Spirituelle Überhöhung in neuer Aspektuierung besprochen. Eine Fundgrube für jeden suchenden Menschen.